看護にいかす

触れるケア

エビデンスに基づくハンドマッサージと
メディカル・タッチ®

編著・岡本佐智子

著・前川知子・見谷貴代

中央法規

は じ め に

　看護師はケアの中で，患者に安心と安楽を与えるために患者に触れています。「触れるケア」は，手に気持ちを乗せて患者に届ける癒やしのケアです。

　近年，社会では「癒やし」や「リラクセーション」が求められており，リラクセーションビジネスは一大産業に発展しています。これらの商業的マッサージは自己責任で施術を受けるのに対して，看護師がケアとして患者に提供するマッサージは，根拠に基づいた安全で安楽な技術であることが必要であり，実施には責任が伴います。

　そこで筆者は，看護師が行うマッサージについての理論と実践について書いた『根拠がわかる看護マッサージ─患者を癒やすリラクセーション技術』を中央法規出版より刊行しました。すると，多くの方から，「リラクセーション技術としてのマッサージは，看護教育では何の科目に該当するのか？」「病院で患者に行う際の注意点は？」などの質問が届き，関心はあるものの，どのように実践に取り入れたらよいか悩んでいる様子がみられました。看護師はタッチングやマッサージなどの，触れるケアに関心はありますが，患者への具体的なアプローチに悩んでいる方が多い現状であることが，改めてわかりました。

　そこで本書は，タッチングとしての「触れるケア」を患者に届けたいという思いで，「メディカル・タッチ®」の考案者を執筆者に加え，広く使える「ハンドマッサージ」と，体力がなく，短時間でのタッチングが望まれる患者にも使える「メディカル・タッチ®」の実践に使える部分を厳選し，手順を写真と動画でわかりやすく紹介しています。あわせて，看護学生や看護師が病院で患者に安全に実践できる条件や方法を示しました。

　ところが，本書を執筆していたとき，新型コロナウイルス感染症（COVID-19）による影響で，感染予防の観点から，人と人との距離を保たなければならない状況になりました。人との距離は心の距離にもつながります。この経験で，感覚的な刺激や人との関わりの減少が，不安感を高めるのを実感したかと思います。そこで，「安全に触れるために必要な感染予防対策」という観点の項目を追加し，書き起こしましたので，ご参照ください。

　治療の手だてがなくなった終末期の患者にも，心を寄せる「触れるケア」がいかされます。相手を想う気持ちを具体的な形にした，看護師にとっての誇れる技である「触れるケア」を，看護師が自信をもって安全に患者に提供でき，患者に寄り添うケアにつながることが筆者らの願いです。

2020年11月　岡本佐智子

目 次

第3章　メディカル・タッチ®

第4章　事例でみる臨床現場での活用

触れるケア

1 触れるケアとは

1 触れるケアの定義

　看護師の仕事は，入浴できない患者の身体を清拭したり，ベッドに移るのを助けたりなど，患者に触れることなくしてはできません。人が人に触れる身体接触のことを「タッチ」と呼びますが，「タッチ」という言葉は広義の意味を含んでいます。看護師がタッチを行う目的により分類されたものでは，エスタブルックス（Estabrooks CA）[1]によると，①意図的・肯定的感情をこめて行うケアリングタッチ（Careing touch），②清拭など仕事のために行うタッチ（Task touch），③患者や看護師の身体や感情を保護・防衛するタッチ（Protective touch）に，土蔵[2]によると①共感的タッチ，②道具的タッチ，③治療的タッチに分けられています。また，広義のタッチと区別するために，ケアの意図を込めて触れることを「タッチケア」と呼ぶことがあります。藤野[3]は「意図的タッチ」を，「看護師が意図して，必ずしもタッチが必要でない場面で，なんらかの患者の反応を期待して行うもの」であり，「清拭やマッサージなどであっても安楽を与えることを目的とした場合は，意図的タッチに含む」と説明しています。

　タッチと並んで「タッチング」という言葉が使われますが，タッチの中でも，看護師が非言語的コミュニケーションとして，患者に安心や安楽を与えるために意図的に行う身体接触のことを「タッチング」と呼び，看護技術の1つとされています。しかし，タッチングもタッチと同様に，脈拍測定や検査など仕事として触れることなど，広くタッチングと呼ぶこともあります。

　堀内[4]は，相手の状態に合わせ，手を使って身体に働きかける行為を「触れるケア」と呼び，触れるケアが心身にもたらす効果を説明しています。私たちは日常や看護の場面で「ケア」という言葉をよく使いますが，「ケア」という言葉には2つの意味があり，1つは世話や介護を行うという行為の意味，もう1つは，相手に対する配慮や気づかいなどの感情や態度に関する意味が含まれています[5]。「触れるケア」は，看護師が患者と心を通わせたいという気持ちによって行われ，患者も看護師を受け入れる精神状態にあるときに，言葉にならない感情を通いあわせることができます。

　これら，触れることに関する言葉は，触れる目的やケアとの関係でさまざまな使われ方をしていますが，本書では，安心と安楽を与えるためにケアの目的で相手の身体に触れる行為を「タッチング」と定義します。一部，身体接触の意味で「タッチ」という言葉を使っていますが，基本的に本書で述べる触れる行為は，相手に心を寄せてケ

アとして触れることを意味しています。

　筆者らは，触れることを通して相手を想う気持ちを伝えたいと，長年，タッチングを実践してきました。そんな中，「触れるケア」という言葉と出合いました。看護師が，相手を思いながら手を使い寄り添う具体的な看護行為を表現した「触れるケア」という響きの優しさに共感し，本書では，看護師が安心と安楽を与えるためにケアの目的で相手の身体に触れる「タッチング」を「触れるケア」と定義します。

　家族が闘病中の患者の手を握ったり，母親が体調を崩した子どものひたいに手を当てるなどの無意識の行為にも，触れるケアの気持ちが込められています。看護師はケアの中でタッチングを行っていることと思いますが，エビデンスに基づき，意識的に取り入れることで，ケアが深まります。

　そして，看護師が自信をもって「触れるケア」を安全に実践できるように，本書では広く一般的に使える「ハンドマッサージ」と，終末期の患者にも使える「メディカル・タッチ®」を紹介しますので，臨床の場でご活用ください。　　　　　　　　（岡本佐智子）

2　触れることによる作用

（1）皮膚の上にある感覚受容器

　触れることの心地よさを生み出す鍵は触覚にあると考えられます。触覚は生理学的には体性感覚に位置づけられ，タッチングに関わる体性感覚は，触れられた感触や温度，痛みなどを伝える表在感覚と，関節の動きや身体の位置，身体にかかる重さなどを伝える固有感覚や深部感覚に分けられます。表在感覚を伝える皮膚の上には，触（touch），圧（pressure），振動（vibration），くすぐり（tickle），温度（temperature），そして痛み（pain）を感じる感覚受容器があります。触受容器は，①メルケル細胞と神経終末が一体となっているメルケル盤，②指先などに多く，高い感受性をもつマイスナー小体，③皮膚の深部にあり，強い刺激に反応するルフィニ終末，④有毛部にあり，身体の表面の動きと接触を感知する毛包受容器，⑤圧迫によって変形し，強い触刺激や圧力を感じるパチニ小体，そして，⑥幅広く分布する自由神経終末の6種類です。これら皮膚表面の触覚を伝える受容器が触れることで反応し（感覚変換），人は触れられた感覚を感じ取ることができるのです。皮膚の上のどの感覚受容器が反応するかで，痛みや心地よさなどの感覚が決まります。

（2）神経の種類による伝達速度の違い

　感覚を脳に伝える神経や身体を動かす神経には，太くて有髄の神経から細くて無髄の神経まで数種類あります。有髄神経は絶縁の役割をする脂質に富んだ髄鞘（ミエリ

表1-1 **感覚受容器の機能**

	名称	場所	機能	神経線維
①	メルケル盤	有毛部・無毛部の表皮の基底層	形や凹凸など質感を感知し，その接触が続いているのを感じる。	Aβ
②	マイスナー小体	無毛部の表皮の基底層	輪郭線や細かく早い動きを感知する。	Aβ
③	ルフィニ終末	有毛部・無毛部の真皮下層，靭帯，腱	皮膚への一定の圧迫や引っ張られる刺激や関節の動きも感知する。	Aβ
④	毛包受容器（毛根神経叢）	毛包の基部	毛根の基部に巻きつき，毛に触れたものを感知する。	Aβ
⑤	パチニ小体	有毛部・無毛部の真皮下層	圧力や振動の急速な変化を感知する。筋膜組織の深部にもある。	Aβ
⑥	自由神経終末	有毛部・無毛部	全身に広く分布し，化学物質，温度，痛み，炎症，かゆみやくすぐったさなどを感知する。	Aδ C

ン鞘）という膜で包まれています。髄鞘は１～３mmごとに隙間（ランビエ絞輪）があり，神経の活動電位がこの隙間を飛ぶこと（跳躍伝導）で信号が早く伝わります。絶縁体のない無髄神経は，この跳躍伝導がないため信号の速度が遅くなります。また，神経は直径が太いものほど速度が速くなります。最も速く信号を伝えているのは，主に運動に関わる太くて有髄のAα線維です。直径が12～20μmあり，最高で時速約430kmにもなります。最も遅いのは，鈍い痛みや温冷覚，かゆみ，臓器からの信号を伝えるC線維です。C線維は直径が0.2～1.5μmと細く，無髄で跳躍伝導がないため最も遅く，時速は約1.8kmです[6]。触覚を伝える神経は，Aβ，Aδ，C線維と３種類あり，感覚受容器の種類によって反応する神経が異なります（表1-1）。神経の分類には直径の太さ別にⅠa～Ⅳ群に分ける方法もあります。

（３）皮膚感覚が脳に伝わる経路

　何かが身体に触れると皮膚の上の感覚受容器が反応し，その電気的な刺激は神経を伝わって脳全体に広がります。感覚受容器の反応は末梢神経から脊髄に伝わり，末梢神経から伝わった信号は，脊髄で神経を乗り換えて脳に信号を届けます。信号が脳に伝わる経路は大きく分けて２種類あり，①繊細で細かなものや立体感，皮膚の動き，身体の位置，物の重さを伝える後索-内側毛帯系と，②痛みや温度，くすぐったさやかゆみ，何に触れているかはっきりしない曖昧な感覚の他に性的感覚を伝える前外側系（新・旧脊髄視床路）です（図1-1）。心地よさを伝えているのは②の前外側系（新・旧脊髄視床路）になります。タッチングの心地よさも，この経路から脳に伝わります。なお，頭頂部から顎にかけては，三叉神経などの脳神経が脊髄を経由せずに脳幹に信号を伝えています。

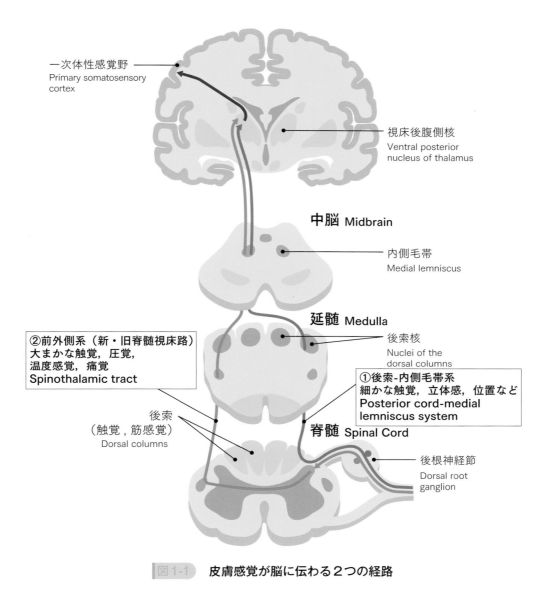

一次体性感覚野
Primary somatosensory cortex

視床後腹側核
Ventral posterior nucleus of thalamus

中脳 Midbrain

内側毛帯
Medial lemniscus

延髄 Medulla

②前外側系（新・旧脊髄視床路）
大まかな触覚，圧覚，
温度感覚，痛覚
Spinothalamic tract

後索核
Nuclei of the dorsal columns

①後索-内側毛帯系
細かな触覚，立体感，位置など
Posterior cord-medial lemniscus system

後索
（触覚，筋感覚）
Dorsal columns

脊髄 Spinal Cord

後根神経節
Dorsal root ganglion

図1-1 皮膚感覚が脳に伝わる２つの経路

①後索-内側毛帯系

感覚受容器からの信号をAβ線維（１次ニューロン）で脊髄の後根に伝えます。脊髄を上行し，同側の延髄の後索核で神経（２次ニューロン）を切り替えます。その後，反対側に移動（交差）し，そのまま視床の感覚中継領域まで伝わります。視床で神経（３次ニューロン）を切り替え大脳皮質の体性感覚野に信号を高速で伝えます。

②前外側系（新・旧脊髄視床路）

前外側系は新旧２つの脊髄視床路で脳に信号を伝えています。新脊髄視床路はAδ線維（１次ニューロン）によって脊髄後角に信号を伝え，神経（２次ニューロン）を切り替えて反対側に移動（交差）し，視床に信号を伝えています。視床で神経（３次ニ

ューロン)を切り替えて大脳皮質の体性感覚野やその他の領域に信号を伝えます。この経路は速い痛みを伝える経路でもあります。

旧脊髄視床路は主にC線維(1次ニューロン)の信号を伝えています。脊髄後角で神経(2次ニューロン)を切り替えて反対側に移動(交差)し,ほとんどが延髄,橋,中脳の網様核のネットワークである網様体や,視覚や聴覚情報が入力される中脳蓋,痛みに関わる中脳水道周囲灰白質に終わり,一部は視床に信号を伝えます。また,脳幹からは視床や自律神経系に関わる視床下部,運動や認知,情動に関わる脳の基底部にも信号が伝えられています。この経路は遅い痛みを伝える経路でもあります。

(4)痛みに関わる脊髄視床路

脊髄視床路は心地よい刺激の他にかゆみや痛みも脳に伝えています。脳に伝わる痛みには,速く伝わる痛みと遅く伝わる痛みの2種類の痛みがあります。例えば,指先に針が刺さると,最初はちくっとした鋭い痛み(fast pain)がAδ線維で素早く伝わり,しばらく経ってからジンジンとした痛み(slow pain)がC線維でゆっくりと伝わります。C線維で伝わる痛みは,そのほとんどが脳幹の網様体に届けられ,一部が視床に伝わります。網様体や視床にC線維の痛みが伝わると,脳全体を活性化し,強い覚醒作用が起こります。激しい痛みで眠れないのはこのためといわれています[7]。また,旧脊髄視床路の信号が伝わる延髄の網様体や中脳水道灰白質は,オピオイドによる鎮痛作用に関わる場所です[8]。中脳水道灰白質は,扁桃体や海馬を含む罰中枢の一部をなし,罰と恐怖に最も反応する場所でもあります。罰中枢への刺激は,報酬・快楽中枢の反応をしばしば完全に抑制するといわれています[9]。タッチングの心地よさが伝わる脊髄視床路は,痛みにも大きく関わる脳への経路なのです。

(5)痛みを抑える身体のシステム

痛み刺激が伝わると,痛みが長く続かないように抑制する働きが起こります。視床や視床下部,中脳,橋,延髄,脊髄など脳のさまざまな場所で痛みは抑制されます。これらの痛みを抑制する下行性疼痛抑制系が働くと,中脳や視床下部などから信号が送られ,橋や延髄にある大縫線維核や傍巨大細胞網様核などを中継して,最終的に脊髄後角に伝わります。脊髄後角では,エンケファリンやセロトニンが放出され,Aδ線維やC線維からの痛みの信号を抑制するように働くと考えられています。また,脊髄後角では太いAβ神経線維から信号が伝わると,同じ領域から入力される細い神経線維の痛みを脊髄で遮断するように働きます。この働きはゲートコントロール理論と呼ばれています。身体をぶつけたときに,打った場所をなでていると痛みが少し治まるのが,ゲートコントロールによる痛みの抑制効果です。触れることで局所的な痛みが軽減するのは,このゲートコントロールが働いていると考えられます。その他に痛

みの強さは気分や注意，痛みの記憶など心理的な要因でも抑制されることがあります。

（6）心地よさを生み出すC触覚線維

　心地よいタッチは温かく，やさしく感じます。心地よく感じるときに，主に反応している感覚受容器は，毛包受容器と自由神経終末です。有毛部にある自由神経終末のC触覚線維は，心地よさに関与する受容器で，皮膚表面と同じ32℃で活性化します[10]。ゆっくりとしたスピードでやさしくなでられる反応に特化しており，遅く伝わる鈍い痛みと同じ旧脊髄視床路を伝わります。C触覚線維からの信号は，痛みや情動反応，内臓感覚に関与する島皮質を賦活させ[11]，快・不快，安心感や嫌悪感といった感情に関わるといわれています[12]。

　C触覚線維は手のひらや足の裏など無毛部にはありません。しかし，私たちはやわらかく，温かいものに手や足が触れたとき，心地よいと感じています。例えば，ベビーマッサージでは子どもだけでなく，なでている母親も心地よく感じ，リラックスしています。赤ちゃんをなでているとき，母親は無毛部の自分の手を使い，赤ちゃんは背中や腕など有毛部を母親の手でなでられています。無毛部の手は，なでさするときに使われ，有毛部はなでさすられることが多い場所です。これらから無毛部では何かに触れて心地よいと感じる能動的な心地よさを，C触覚線維のある有毛部では何かに触れられて心地よいと感じる受動的な心地よさを感じているのではないかと考えられます。

（7）脳全体に影響する触れるケア

　細かな触覚や物の重さ，身体の位置を伝える後索-内側毛帯系とは違い，曖昧な感覚や痛みを伝える旧脊髄視床路は，さまざまな場所に枝を伸ばして皮膚が受けた刺激を伝えています。その1つが延髄から中脳に網目状に広がる網様体です（図1-2）。網様体は脳の多くの領域と相互に連絡を取り合っており，筋肉の緊張や運動，睡眠，覚醒，注意などの意識レベル，自律神経と深く関わっています。また，触れられた刺激が届く橋，中脳，延髄の網様体や視床，視床下部は，自律神経や内分泌の制御中枢であり，血管収縮系にも密接に関わっています[13]。触れる刺激は大脳辺縁系にも伝わり，快・不快や不安などの情動にも深く関わっているのです。

（8）脳の中の自分の身体

　脳の中では情報を受け取り，処理を行い，指令を出す場所が決まっています。例えば，目からの情報は後頭葉で処理され，耳で聞いた情報は側頭葉で処理されます。触

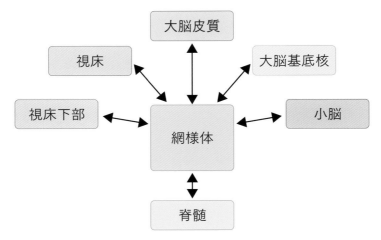

（白尾智明監訳：イラストレイテッド神経科学, p227, 丸善出版, 2013. を参考に筆者作成）

図1-2 **網様体から脳全体へ**

覚が伝わる体性感覚野は，頭頂葉の中心溝に沿った位置にあり，中心溝をはさんだ向かい側には，身体を動かす運動野が位置しています。この脳の機能による区分はブロードマンの脳地図として知られています。触覚情報を受け取る第一次体性感覚野では，その脳細胞の配分は実際の身体と同じ比率ではありません。脳の中では実際の臓器や組織の大きさよりも，背中や腹部は小さく，顔や唇，舌，手，足は大きく示されています。脳神経外科医のペンフィールド（Penfield W）は，人間が身体の各部分を脳のどこで感じているかを調べ，その比率を明らかにしました。触覚の信号を受け取る脳の担当場所の大きさの違いから，同じように身体をなでても，顔や手は脳の中でより細やかな反応を引き起こし，背中や腹部は大まかな反応になると考えられます。同じ時間，同じ面積に同じように触れていても，背中や腹部に触れるより，顔や手では脳に多くの刺激が届いているのです。

（9）脳内ホルモンの分泌を促す触れる刺激

触れる刺激は神経伝達物質の放出も促します。愛情ホルモンといわれているオキシトシンやセロトニンは，心地よく触れることで増加するといわれています。ラットの実験では，触れる刺激で快・不快の判断を行う扁桃体や，やる気に関わる側坐核でセロトニンやドーパミン量が変化する報告[14]があります。人でも接触によって血中のオキシトシンや尿中のセロトニン，ドーパミンが増加する報告[15][16]もあることから，やさしく触れる刺激で脳内ホルモンが変化し，脳に影響を及ぼしていると考えられます。

①オキシトシン

オキシトシンは分娩促進・射乳反射など出産に関わるホルモンです。神経伝達物

質としても働き，不安を減らし，ストレスを緩和する効果があるとされています[17]。オキシトシンは抗利尿ホルモンのバゾプレッシンと同じく視床下部で産生され，視床下部の下にある下垂体後葉に運ばれて血液中に放出されます。オキシトシン神経系が活性化すると社会性が増し，親と子の愛情深い絆を形成します。また，非有害な感覚刺激（電気鍼，温熱，振動）により血漿中のオキシトシンが上昇する報告もあります[18]。

②セロトニン

　セロトニンは脳では興奮を抑制する働きをもつホルモンです。不快感や嫌悪感の発生にも関わっています。扁桃体中心核から放出されるセロトニンは，痛みを伴う刺激で増加し，痛みを伴わない触刺激で減少する報告もあります[14]。扁桃体は大脳辺縁系の窓口のような役割をしており，送られてきた信号を海馬や視床，視床下部，大脳皮質に送っています。快・不快の発現にも重要な役割を果たしています。

③ドーパミン

　ドーパミンはやる気に関わるホルモンで，情動や意欲，報酬に働いています。やさしく触れる刺激によって，側坐核でドーパミンが放出されるという報告があります[14]。側坐核は注意や報酬，恐怖，快感などに関わる場所です。

（前川知子）

3　触れるケアの効果

（1）触れるケアがもたらすさまざまな効果

　「2　触れることによる作用」で前川が述べてきたように，皮膚への刺激は，神経の働きを通じて脳に伝わります。そして，自律神経系，内分泌系，免疫系に影響を及ぼし，全身に作用します。触れるケアは，手の密着と圧迫，手の温かさ，触れられている位置，なでる速度が皮膚の受容体を通して認識され，その刺激を心地よいと感じることにより，身体面と心理・情緒面に良い影響をもたらします。

　身体面に与える影響としては，血圧・脈拍や呼吸の安定，血糖値の安定，血液やリンパ液の循環の促進，疼痛の緩和，良質の睡眠，筋緊張の緩和，嘔気の軽減などです。心理・情緒面に与える影響としては，リラクセーションやストレスの緩和，不安の緩和，孤独からの解放，安心感の獲得，自尊心の回復などです。そして，実施の過程あるいは実施の結果として，親近感を形成し，コミュニケーションにも良い影響を与え，社会面にも影響を及ぼします。

　それぞれの効果については，多くの先行研究がありますので，効果の詳細は他書に譲り，ここでは，リラクセーション効果とコミュニケーション効果，疼痛緩和効果に絞って，紹介します。

（2）リラクセーション効果

「リラクセーション」は，「ストレスが軽減すること，あるいはストレスが緩和したこと」や「ストレスは交感神経優位な状態でリラクセーションは副交感神経が優位な状態」というように，ストレスとの対比の中で説明されることが多いです[19]。

しかし，ストレス緩和には，のんびりとくつろぐ「静」のストレス緩和とスポーツなどを行ってすっきりする「動」のストレス緩和があります。「静」のストレス緩和は「リラックス」で，「動」のストレス緩和は「リフレッシュ」と言い換えることができます。「快適な状態」には，覚醒度の高い「活動的快」と覚醒度の低い「休息的快」がある[20]といわれています。つまり，覚醒度が高く，活力があるのは，リフレッシュされた状態です。一方，覚醒度が低く，平穏で落ち着いているのは，リラクセーションが得られた状態です[21][22][23]。

これらのことを認識したうえで，本書で述べるリラクセーションとは，ストレス緩和の一種であり，緊張が少なく穏やかな「休息的快」の状態であるとします。

触れるケアのリラクセーション効果については，多くの先行研究があり，比較群のある研究デザインでの検証も重ねられています[24][25]。背部，上肢，下肢などの部位に行うマッサージが，リラクセーション反応を示したという複数の報告があることから，触れるケアにリラクセーション効果があることは検証されているといえるでしょう。

リラクセーションが図られた結果，血圧が安定し，呼吸が落ち着き，心が穏やかになり，身体面から心理面にも良い影響を及ぼします[26]。それは，穏やかで快適な状態であり，安心と心地よさを感じることができるものです。

リラクセーション効果は，触れるケアの代表的な効果の1つといえるでしょう。

（3）コミュニケーション効果

コミュニケーションとは，意思や感情，思考を伝達し合うことです。それを言葉によって行うものを言語的コミュニケーションと呼び，身振りや表情など言葉以外によって行うものを，非言語的コミュニケーションと呼びます。

看護師は，身体への関わりを通じて，患者の人間的感情をケアする役割を担っています[27]。先行研究[28][29]では，触れるケアによって，相互の関係が深まるコミュニケーション効果や信頼を築く効果があるということが報告されており，看護において触れるケアは，対人関係の質を決定する一要因であるといわれています。

例えば，看護師は胃内視鏡検査の実施時に，咽頭の刺激で起こる嘔気のつらさに耐えている患者の背中をなでて，手から励ましのメッセージを伝えます。また，病状の説明を受け，内容の深刻さに動揺している患者には，肩に手を置き，共感となぐさめを示そうとするなど，日ごろの業務の中で触れることを通して，気持ちを伝えています。そして患者も，看護師の手を握り返して不安や緊張を示すなど，相互にメッセー

ジを伝えています。

　「マッサージしましょうか」「腰をさすりますね」などと話しかけて，自然なやり方で相手に触れるのは，少ない緊張感で受け入れられる方法です[30]。看護師は，患者の不安な気持ちや気がかりになっていることを聞くために言葉を投げかけることがありますが，改まって「何か心配なことはありませんか」と聞くだけではなく，患者に触れながら話しやすい雰囲気を作り，話を引き出すのも看護師の技術です。触れるケアは，非言語的コミュニケーションですが，看護師が患者の肩に手を置いたことをきっかけに，患者が「実は…」と話せなかったことを言葉にするかもしれません。触れるケアの非言語的コミュニケーションが言語的コミュニケーションを導くことも多々あるのです。触れるケアを通して，患者を孤独にさせないケアを行うことが期待されます。

（4）疼痛緩和効果

　闘病生活や療養生活は，さまざまな苦痛を伴います。なかでも痛みのつらさは耐え難いものです。触れるケアの疼痛緩和効果については，多くの報告[25)31)32]がありま す。神経や内分泌による身体的な作用だけでなく，同じ刺激を受けていても，気分がいいときや安心しているときは，痛みが軽減するという心理面も作用します。触れるケアは，薬物療法以外の，疼痛緩和の看護技術だといえます。

　また，病床で臥床している患者は，同一体位でいることで腰背部に痛みを生じます。触れるケアにより筋の緊張を和らげて圧迫を解放することで，痛みを緩和することができます。終末期医療における触れるケアは，症状を緩和する目的で行いながら，その根底には，患者に寄り添い，その場にともにいるというメッセージを伝えることに意味があります。そばにいることで，死の不安と恐怖を軽減します。

　疼痛を緩和するために鎮痛剤を投与することがありますが，薬物を投与した後，患者に触れながら，その薬が効いてくるまで待つのも看護です。　　　　　　（岡本佐智子）

2 安全に触れるために必要な感染予防対策

1 生きることに必要な触れる体験

　私たちは，新型コロナウイルス感染症（COVID-19）による影響で，感染予防の観点から，ソーシャルディスタンス（社会的距離）やフィジカルディスタンス（身体的距離）を保つようにいわれ，人との接触を避けなければならない状況を経験することになりました。人との距離は心の距離にもつながります。それが，1週間，2週間と長くなることで，感覚的な刺激や人との関わりの減少が，不安感を高めるのを実感したかと思います。

　ウィスコンシン大学のハリー・ハーロウ（Harlow H）がアカゲザルで行った有名な実験があります。母親から離したアカゲザルの赤ちゃんに，哺乳瓶でミルクをくれる針金でできた人形と，ミルクをくれない布でできた人形を与えた結果，アカゲザルの赤ちゃんは，ミルクをくれない布でできた人形を選びました。不安と恐怖の中では，柔らかい布の手触りと接触を求めるということが明らかになりました。これは，動物による実験ですが，生きるためには，単に食べ物があればいいのではなく，接触によるなぐさめが必要であることがわかります。

　触れるケアの1つの，タクティール®ケアは，1960年代，未熟児ケアを担当していた看護師によってはじめられた，スウェーデン発祥のタッチケアです[33]。このように，触れる・触れられることは，赤ちゃんにとって大切ですが，お母さんにとっても大切なことです。新生児集中治療室（NICU）への入院を経験した低出生体重児の母親を対象とした研究[34]によると，子どもが保育器に入ることによる分離は，母親と子どもとの間に心理的な距離を生じさせていました。そして，自由に抱っこできる状況になると，心理的な距離は一気に解消されたとの報告があります。

　1979年にフランスのイヴ・ジネスト（Gineste Y）とロゼット・マレスコッティ（Marescotti R）が提唱し，認知症ケアの技法として注目を集めているユマニチュードでは，4つの柱の1つに「触れる技術」があります。触れ方により「優しさ」「喜び」「慈愛」，そして「信頼」が伝わります。包括的コミュニケーションにおいて，触れることは重要な要素となっています[35]。

　これらのことから，触れる・触れられるという体験は，心理的・情緒的に必要なことだということがわかります。

（岡本佐智子）

2 安全に触れるために

　触れるケアを安全に実施するためには，その前提として「感染予防対策」と「手の衛生」が必要です。患者の状態によっては，近づくために，手袋や防護服を使用しなければならない場面があるかもしれません。

　筆者は，下肢の血流促進のために，手袋を着用してマッサージを行ったことがありますが，その際，どの方も手袋のことは気にならないようで，「気持ち良かった」と言っていただけました。手袋を着用しても，触れるケアを行うことができます。

　手袋や防護服を着用して接しなければならない状況にある患者は，不安で孤独な状態です。触れるケアを通して，「あなたのことを気にかけていますよ」というメッセージを送り，患者の心に寄り添い，孤独にさせないようにしたいものです。それは，感染予防の知識と技術を修得している看護師だから実践できるケアだといえます。

（岡本佐智子）

3 実施の前提となる感染予防対策

　看護師は病院や施設で勤務する際に，看護学生は病院などでの臨地実習を行う際に，感染予防対策を行わなければなりません。

　小児感染症（麻疹，風疹，流行性耳下腺炎，水痘）の抗体検査およびB型肝炎の抗原・抗体検査を行い，抗体がないあるいは抗体価が基準以下であった場合は，ワクチンを接種します。インフルエンザについては，毎年，流行の時期の前に予防接種を行います。

　基準は日本環境感染学会のガイドラインに沿った病院が多いですが，独自にそれ以上の厳しい基準を設けている病院もあります。

　結核感染は，毎年の胸部X線写真の読影と，QFT（クォンティフェロン®TB-2G）検査が行われるようになってきました。従来行われてきた，ツベルクリン反応検査はBCG接種の影響を大きく受けるため，正確ではないことが指摘され，実施されなくなってきています。

　また，新型コロナウイルス感染症が発生するなど，今までなかったことが起こることもあります。このように，世の中の情勢に合わせて，感染対策も変化していますので，その時代と状況に合わせた適切な対策をとることが大切です。

　なお，熱や下痢など，体調不良の際には，患者に接することのないようにしてください。

（岡本佐智子）

4　手の衛生

　手洗いは目的によって，日常的手洗い，衛生学的手洗い，手術時手洗いの３種類がありますが，ケアを実施する前後には，腕時計や指輪を外して，流水で「衛生学的手洗い」またはアルコール擦式製剤（速乾性手指消毒剤）による手指消毒を行います。特に指輪は，その下の皮膚は他の指に比べて微生物のコロニーが多く，グラム陰性桿菌や黄色ブドウ球菌の危険因子であるといわれています[36]。連続して何人もケアを行う場合は，ケアの前に手洗いまたは消毒を行い，１回のケアが終了するごとに，手洗いまたは消毒を行います。

　CDC（Centers for Disease Control and Prevention：米国疾病管理対策センター）の「医療現場における手指衛生のためのガイドライン」によれば，流水による手洗いに加え，アルコール擦式製剤による手指消毒でも除菌効果が望めることが提言されています。手指が目に見えて汚れている場合を除き，擦式手指消毒はこまめに除菌できる方法として有効です。

　手洗いを行う際は，固形石けんは液体石けんより細菌に汚染される頻度が高いといわれていることから[37]液体石けんを使用し，衛生学的手洗い[38]を行います。手洗いの手順は，図１-３を参照してください。

　アルコール擦式製剤を用いる場合は，乾いた状態の手指にアルコール擦式製剤を使用します。衛生学的手洗いと同様に，洗い残しが多いといわれる部位の，指の間，指先，母指，手首も十分刷り込んでください。

　病院では，ケアごとに手指の消毒ができるように，ポーチに携帯用サイズのアルコール擦式製剤を入れて持ち歩き，頻回に手指を消毒している看護師の姿を見かけるようになりました。　　　　　　　　　　　　　　　　　　　　　　　（岡本佐智子，前川知子）

5　実施者の手のケア

　触れるケアを行う実施者の「手」のケアを行うことは大切です。医療従事者は一般の人に比較し，手洗いが高頻度[39]であり，頻回な手洗いは手荒れを生じさせます。手が荒れると，触れるケアを実施する際，相手にざらざらとした皮膚感覚を伝えることになり，心地よいタッチングになりません。それだけでなく，手の衛生の観点からも手のケアは重要です。石けんによる手洗いは角質層の皮脂膜を喪失させ，アルコール擦式製剤は皮膚の乾燥を招きます。手荒れの部位は正常な部位に比べて，ブドウ球菌やグラム陰性桿菌が付着[40]し，手洗いによって落ちにくい状態となります。荒れた手にならないためには，クリームなどを使用し，洗い流された皮脂を補う油分と乾燥を防ぐ保湿によって，皮膚のバリア機能を守ることです。　　　　　　　　　（岡本佐智子）

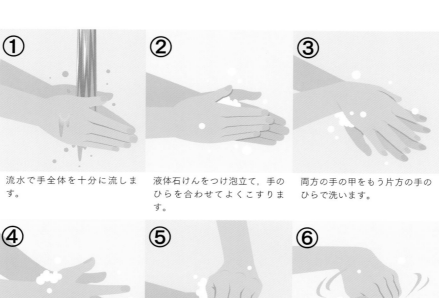

① 流水で手全体を十分に流します。

② 液体石けんをつけ泡立て，手のひらを合わせてよくこすります。

③ 両方の手の甲をもう片方の手のひらで洗います。

 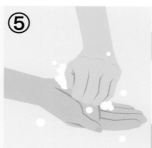 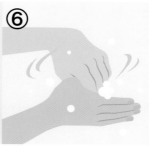

④ 指を組んで指の間を洗います。

⑤ 両方の指先をもう片方の手のひらで洗います。

⑥ 両方の母指をもう片方の手でねじり洗いします。

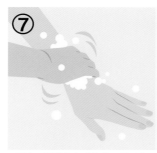 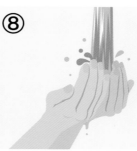 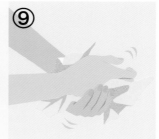

⑦ 両方の手首をもう片方の手でねじり洗いします。

⑧ 両手の指先を上に向け，手先から水が落ちるようにして，流水で十分洗い流します。

⑨ ペーパータオルで水気をよく拭き取り，使用したペーパータオルを用いて蛇口を閉めます。

 図1-3　**手洗いの手順**

6　器具や環境についての感染予防対策

　器具および環境は，事前に殺菌，消毒を行います。ケアで使用するフェイスタオルやバスタオルは清潔なものを使用し，連続して使わず，1回のケアが終了したら取り替えます。連続して何人もケアを行う場合も，1回のケアが終了するごとにフェイス

タオルまたはバスタオルを取り替え，相手の手が触れたテーブルや椅子の殺菌，消毒を行います。

　手袋を使用して行う場合は，ディスポーザブル手袋を使用します。ラテックスアレルギーがある方には，PVC（polyvinyl chloride：ポリ塩化ビニル）やニトリル手袋を使用します。手袋の厚みによって手の感覚が鈍く[41]なるので，手の圧力に気を配り，強くなりすぎないように気をつけます。 　　　　　　　　　　　　　　　（前川知子）

文献

1）Estabrooks CA：Touch；a nursing strategy in the intensive care unit. Heart & Lung：the Journal of Cretical Care,18（4）：392-401,1989.

2）土蔵愛子：臨床に活かすタッチング（6）さまざまなタッチの分類. 月刊ナーシング，23（10）：116-119, 2003.

3）藤野彰子：終末期がん看護における意図的タッチによる痛みの緩和. 教育学研究室紀要：「教育とジェンダー」研究，3：39-52, 2000.

4）堀内園子：触れるケア─看護技術としてのタッチング，pp 8-12, ライフサポート社，2010.

5）林直子，鈴木久美，酒井郁子・他編集：成人看護学概論　改訂第3版，p124，南江堂，2019.

6）白尾智明監訳：イラストレイテッド神経科学，p51，丸善出版，2013.

7）John E. Hall・石川義弘，岡村康司，尾仲達史・他総監訳：ガイトン生理学　原著第13版，p559，エルゼビア・ジャパン，2018.

8）特定非営利活動法人　日本緩和医療学会　緩和医療ガイドライン作成委員会編：がん疼痛の薬物療法に関するガイドライン2014年版，p43，金原出版，2014.

9）前掲7）p680

10）Rochelle A, Helena BW, Jaquette L, et al：Human C-Tactile Afferents Are Tuned to the Temperature of a Skin-Stroking Caress. The Journal of Neuroscience, 34（8）：2879-2883, 2014.

11）恭羅雅登，中村克樹監訳：第4版 カールソン神経科学テキスト　脳と行動，p240，丸善出版，2013.

12）山口創：身体接触によるこころの癒し：こころとからだの不思議な関係. 全日本鍼灸学会雑誌，64（3）：132-140, 2014.

13）前掲6）pp225-238

14）黒澤美枝子：体性感覚刺激による脳神経伝達機能変化と情動・自立反応相関，独立行政法人日本学術振興会科学研究費補助金，基盤研究（C），研究成果報告書（2008～2010），2012.

15）Ruth F, Ilanit G, Orna Z：Maternal and paternal plasma, salivary, and urinary oxytocin and parent-infant synchrony: considering stress and affiliation components of human bonding. Developmental Science, 14（4）：752-761, 2011.

16）Maria HR, Gail I, Julia B, et al：Natural Killer Cells and Lymphocytes Increase IN Women with Breast Cancer Following Massage Therapy. International Journal of Neuroscience, 115：495-510, 2005.

17）永澤美保，岡部祥太，茂木一孝・他：オキシトシン神経系を中心とした母子間の絆形成システム. 動物心理学研究，63（1）：47-63, 2013.

18）Uvnas-Moberg K, Bruzelius G, Alster P, et al：The antinociceptive effect of non-noxious sensory stimulation is mediated partly through oxytocinergic mechanisms. Acta Physiol Scand, 149（2）：199-204, 1993.

19）岡本佐智子：根拠がわかる看護マッサージ─患者を癒やすリラクセーション技術，p 2，中央法規出版，2017.

20）加藤京里：後頸部温罨法による自律神経活動と快-不快の変化─40℃と60℃の比較. 日本看護研究学会雑誌，34（2）：39-48, 2011.

21）小笠原映子，椎原康史，小板橋喜久代・他：柑橘系精油によるアロママッサージのリラクセーション効果およびリフレッシュメント効果について─皮膚コンダクタンスおよび気分形容詞チェックリストによる評価. 日本看護研究学会雑誌，30（4）：17-26, 2007.

22）Gerald M, Dylan MJ, Graham C：Refining the measurement of mood：The UWIST Mood Adjective Checklist.British Journal of Psychology, 81（1）：17-42, 1990.

23）白澤早苗，石田多由美，箱田裕司・他：記憶検索に及ぼすエネルギー覚醒の効果. 基礎心理学研究, 17（2）：93-99, 1999.

24）前掲19）pp57-58

25）川原由佳里，奥田清子：看護におけるタッチ／マッサージの研究：文献レビュー. 日本看護技術学会誌, 8（3）：91-100, 2009.

26）中川玲子：対人援助に役立つタッチケア・その理論と実践　身〈み〉・存在・いのちに触れるケアとして.〈身〉の医療, 2：18-27, 2016.

27）坂田真穂：ケアにおける身体性－看護ケアにおける身体性が患者と看護師に与える心理的影響. 京都大学大学院教育学研究科紀要, 61：93-105, 2015.

28）緒方昭子，奥祥子，矢野朋実・他：ソフトマッサージの講義・演習の効果：看護学実習の活用状況から. 南九州看護研究誌, 12（1）：33-40, 2014.

29）前原邦江，森恵美："ふれあい"を通して母子相互作用を促す看護介入プログラムの評価－出産後1～4か月の母子を対象として. 千葉大学看護学部紀要, 29：9-14, 2007.

30）荒川唱子，小板橋喜久代編：看護にいかすリラクセーション技法－ホリスティックアプローチ, p111, 医学書院, 2001.

31）尾野安恵，杉森佐和子，藤井京子：手術直後の安静臥床に伴う腰背部痛に対するツボ刺激マッサージの効果. 日本看護学会論文集1成人看護, 40：104-106, 2009.

32）西田友美，立山莉紗，平碰陽・他：腹臥位保持中の苦痛に対する腰背部マッサージの効果. 日本看護学会論文集看護総合, 37：182-184, 2006.

33）前掲19）pp37-38.

34）飯塚有紀：NICUへの入院を経験した低出生体重児の母親にとっての母子分離と母子再統合という体験. 発達心理学研究, 24（3）：263-272, 2013.

35）本田美和子，イヴ・ジネスト，ロゼット・マレスコッティ：ユマニチュード入門, pp64-73, 医学書院, 2014.

36）Centers for Disease Control and Prevention：Guideline for Hand Hygiene in Health-Care Settings.
https://www.cdc.gov/mmwr/preview/mmwrhtml/rr5116a1.htm（最終アクセス2020年5月11日）

37）McBride ME：Microbial flora of in-use soap products.APPLIED AND ENVIRONMENTAL MICROBIOLOGY, 48（2）：338-41, 1984.

38）任和子，井川順子，秋山智弥編：根拠と事故防止からみた　基礎・臨床看護技術　第2版, pp710-713, 医学書院, 2017.

39）清水雅美，真鍋亜朱，高田直子：消化器・血液内科病棟における手荒れとハンドケアの実態. 滋賀医科大学看護学ジャーナル, 7（1）：35－38, 2009.

40）満田年宏監訳：医療現場における手指衛生のためのCDCガイドライン, pp30-31, 国際医学出版, 2003.

41）WHO：Personal protective equipment in the context of filovirus disease outbreak response Rapid advice guideline, p4, 2014.
https://apps.who.int/iris/bitstream/handle/10665/137410/WHO_EVD_Guidance_PPE_14.1_eng.pdf?sequence=1（最終アクセス2020年5月26日）

第 2 章

ハンドマッサージ

1 看護師が行う マッサージ

1 マッサージの法律的位置づけ

　「あん摩マッサージ指圧師，はり師，きゆう師等に関する法律（あはき法）」第1条に「医師以外の者で，あん摩，マッサージ若しくは指圧，はり又はきゆうを業としようとする者は，それぞれあん摩マッサージ指圧師免許，はり師免許又はきゆう師免許を受けなければならない」とあります。

　医業類似行為の禁止事項は，1960年1月27日の最高裁大法廷で「禁止処罰するのは，人の健康に害を及ぼすおそれのある業務行為に限局する」との判決がなされ，厚生省医務局長から通達されて以降，厚生省健康政策局医事課長通知や厚生労働省の回答でも，禁止処罰するのは「人体に危害を及ぼすおそれのある行為」「施術者の体重をかけて対象者が痛みを感じるほどの相当程度の強さをもって行う行為」であるとの見解が示されています[1]（図2-1）。

　つまり，無資格者がマッサージを行うことは違法ですが，禁止処罰の対象となるのは，人の健康に害を及ぼすおそれのある業務行為ということです。

　2003年11月18日　医政医発第1118001号では，「特定の揉む，叩く等の行為が，あん摩マッサージ指圧師，はり師，きゆう師等に関する法律第1条のあん摩マッサージ指圧に該当するか否かについては，当該行為の具体的な態様から総合的に判断されるものである」「人体に危害を及ぼし，又は及ぼすおそれのある行為については，同条

あん摩マッサージ指圧師，はり師，きゆう師等に関する法律（第1条）	・医師以外の者で，あん摩，マッサージ若しくは指圧，はり又はきゆうを業としようとする者は，それぞれ，あん摩マッサージ指圧師免許，はり師免許又はきゆう師免許を受けなければならない。
1960年 1月27日 最高裁大法廷判決	・医業類似行為を行うとただちに処罰されるものではなく，禁止処罰するのは，人の健康に害を及ぼすおそれのある業務行為に限局する。
リラクセーション業界の対応	・「マッサージ」ではなく「トリートメント」と表現する。 ・診断・診察行為は行なわない。 ・治療効果があるとうたわない。 ・リラクセーションによる健康法であると表現する。

図2-1　マッサージの法律規定

のあん摩マッサージ指圧に該当するので，無資格者がこれを業として行っている場合には，厳正な対応を行うようお願いする」とあります[2]。このことから，「人体に危害を及ぼし，又は及ぼすおそれのある」「あん摩マッサージ指圧」は，あはき法の無資格者は行えないということになります。そして，「あん摩マッサージ指圧に該当するか否かについては，当該行為の具体的な態様から総合的に判断される」とあるように，あはき法の有資格者が行うマッサージの厳密な技術については，日本の法令では定義されていません。

　以上のことから，人の健康に害を及ぼすおそれのないマッサージなら，行えることがわかります。

2　看護教育の中でのマッサージ

　マッサージは看護教育の中で教えられてきました。看護師の行うマッサージを，文部科学省や厚生労働省がどのように考えているかは，看護教育の教育内容に影響を与える検討会やガイドラインから，また，それに沿った看護教育の書籍を通して，推測することができます。

　1960年以降の看護書籍を見ていくと，1970年代まではリハビリテーションの手技としての物理療法の記述がありましたが，その後それは消え，2000年前後からはマッサージを行う目的が安楽やリラクセーションに位置づけられてきたことが目立ちます[3]。それは，物理療法を担う理学療法士という専門家との役割分担と，看護独自の学問の発展を背景に，2002年の文部科学省主導で行われた「看護学教育の在り方に関する検討会」[4]で，看護実践能力を育成する看護基本技術が13項目に整理され，その中でマッサージはリラクセーションなどの技術と並んで「安楽確保の技術」に位置づけられていることが，影響していると思われます。

　また，看護師教育の現行カリキュラムでは，2015年3月31日に通知された，看護師等養成所の運営に関する指導ガイドラインの各都道府県知事あて厚生労働省医政局長通知（医政発0331第21号）[5]で，看護師教育の技術項目と卒業時の到達度として，「末梢循環促進する部分浴・罨法・マッサージができる」について，看護学生が「少しの助言で自立して実施できる」という項目とされ，学生が卒業時までに身に付けるべき技術とされています。

　これらのことから，看護師の行うマッサージは，皮膚の表面を弱い力でなでさするマッサージであると捉えられていて，看護師が身に付けるべき技術であると考えられていると推測できます。

3 看護技術としてのマッサージ

　あはき法の有資格者でない者がマッサージを行う場合，「人の健康に害を及ぼすおそれのないマッサージ」であることを説明できる必要があります。

　前述したように，あはき法の有資格者が行う「人体に危害を及ぼし，又は及ぼすおそれのある」「あん摩マッサージ指圧」の厳密な技術は定義されておらず，行為の具体的な態様から総合的に判断されるとあります。リラクセーション業界では，あはき法に抵触しないように，マッサージを，トリートメントやリフレクソロジー等の表現を使用するなどしていますが，名称ではなくその行為が人体に危害を及ぼすものではない内容であるかが重要です。

　看護師は，危険なくマッサージを行える医療的知識と専門技術に関する教育を受けています。看護技術とは，日本看護科学学会の看護学学術用語検討委員会の定義によると「看護の専門知識に基づいて，対象の安全，安楽，自立を目指した目的意識的な直接行為であり，実施者の看護観と技術の習得レベルを反映する」とあります。

　看護技術として行われるケアは，①看護診断を行ったうえで実施する安全で安楽な技術である，②目的に応じて実施方法が選択される，③専門的で正確な知識と技術を前提に創造的に提供される，④看護研究を通して科学的に検証される[6]という条件を備えているものでなければなりません。

　サービス業で実施しているマッサージは，自分から施術を受けに行きますが，看護師が提供するマッサージは，患者のために有益であるか，安全で安楽に提供できるかを，専門知識に裏づけられた根拠に基づいて情報を分析・解釈・判断し，アセスメントを行ったうえでマッサージを行います。

4 看護師が行う看護マッサージ

（1）看護師が行う医療マッサージ

　看護師が行う医療マッサージにリンパドレナージがあります。これは医療的なケアになりますので，詳細については専門書に譲りますが，リンパドレナージはリンパ浮腫に対して複合的に実施され，指導管理に対しリンパ浮腫指導管理料が算定され，保険が適用されます。指導管理料は，専任の医師または専任の医師の指導監督のもと，専任の看護師，理学療法士，作業療法士が行うものについて算定されます。あん摩マッサージ指圧師については，一定の業務の従事および研修を修了した者が，専任の医師，看護師，理学療法士，作業療法士が事前に指示し，かつ事後に報告を受ける場合に限り算定されます[7]。このことは，特定の治療の状況において，看護師があん摩マ

ッサージ指圧師に指示することがあることを示しており，医療の場における看護師の専門性に対する信頼を示すものです。

（2）触れるケアとしてのマッサージ

筆者は，看護師が行うマッサージが「人の健康に害を及ぼすおそれのないマッサージ」であることを説明するために，看護師が専門的視点でアセスメントを行い，ケアの中に取り入れて行うマッサージのことを「看護マッサージ」と名づけました[8]。「看護」とつけたのは，あはき法第1条のあん摩マッサージ指圧のような，力を加えることも含むマッサージではないということを，明確にしたかったからです。

もう1つ重要な点は，看護マッサージは，看護師としての責任を負い，看護業務の中で実施されるものだということです。触れるケアとして行うマッサージは，看護師独自の判断で行うマッサージですが，必要時は看護師が，医師と連携・協働を求めることができる環境にあります。

看護師は，ケアを行うときに，複数の目的を期待して行うことがあります。例えば，寝つきが悪い患者に対して足浴を行うとき，足をお湯につけて洗いながらマッサージを行うことで，足を清潔にするだけでなく，マッサージと温浴で血行を促し，足を温めることで睡眠を促せないだろうかと考えることがあります。また，マッサージという行為を通して，自然な形で患者に触れ，信頼関係をつくるきっかけにすることもあります。治療の手だてがなくなった終末期の患者にも，心を寄せる気持ちを形にした触れるケアがいかされます。

触れるケアとしてのマッサージを患者に届けるためには，看護師が専門的視点でアセスメントを行うことによって，人の健康に害を及ぼすおそれのないマッサージを行うことと，必要時は医師と連携・協働することもできる環境で，看護業務の中でケアとして実施することで実現します。

（岡本佐智子）

2 ハンドマッサージの看護研究

1 看護研究としてのハンドマッサージ

　看護師は患者の健康が望ましい方向に変化することを期待してケアを行っています。ケアの有用性は，看護の法則性を見出し，看護研究を通して介入の効果の検証を行い，科学的根拠に基づいた説明を行うことによって，看護師間で共有することができます。そこで，筆者が行ったハンドマッサージのリラクセーション効果の検証についての研究を紹介します。

2 手に行うマッサージの意義

　看護師は目的や状況に応じてさまざまな部位にマッサージを行ってきました。なかでも手はマッサージを行う部位として特異な部位であるといえます。

　皮膚や筋肉にある感覚器から送られた情報を処理する大脳の体性感覚野では，手の感覚を受けもつ細胞群が大きな広さを占めています[9]。感覚器を通して受け取った刺激は電気的変化を起こし，その興奮が知覚神経を経て大脳のそれぞれの中枢に伝えられ，感覚として認識されます[10]。つまり，手は他の場所に比べて刺激を受け止める感覚に優れているといえます。看護師の手は，看護援助を行う重要な道具であり，患者を触れることで「熱っぽい」「緊張している」など，手に備わっている触覚，圧覚，痛覚，温度覚を通して情報を受け取ることができます。

　また，手はコミュニケーションの道具としても重要です。握手をして挨拶をしたり，手をつないで親愛の情を示すのも手の役割です。非言語的表現である「ボディランゲージ」では，手を動かすことで相手に言語外の情報を伝えます。つまり，身体の部位の中でも，手は情報の出力と入力に優れている部位だと考えられます。

　マッサージを行う部位としても，手はとても好都合です。マッサージは皮膚に直接実施することから，皮膚が露出している手はマッサージ実施時の面倒な手順を省略でき，実施者と受け手の躊躇が少ない部位だからです。

　これらのことから，ハンドマッサージは，マッサージの中でもメッセージを伝えたり受け取ったりするのに最適で，実施しやすい方法だといえます。

③ リラクセーションを促すハンドマッサージの効果の検証

　ハンドマッサージによるリラクセーション効果の有無について，筆者が行った研究[11-17)]を紹介します。

　看護介入の効果を立証する実験研究は，「Aを行えばBになる」ことを明らかにし，因果関係を予測し検証する研究です。そのために，Aという看護介入を行う介入群と行わない対照群に無作為に振り分け，介入前と介入後を比較します。その際，Aという介入以外の状況をできるだけ同じ条件に調整する必要があります。

（1）研究対象者の選定

　看護研究において，被験者を健康な成人に限定する場合でも，性別や年齢，薬剤を内服していないかなど，どこまで条件を整えたかを明記する必要があります。研究協力者の公募方法も記載します。研究協力者は，ハンドマッサージを体験したい，または体験してもかまわないと思う者が参加しているため，ハンドマッサージに対して好ましい感情をもっていると考えられます。このことから，ハンドマッサージを行うことの効果は，被験者を無作為に抽出した場合よりも，良いほうにバイアスがかかっている可能性があるという研究の限界を念頭に置く必要があります。

（2）実験環境

　環境実験室などの実験室が確保できるのであれば，室温，湿度，騒音，照度などを一定の条件に設定します。筆者は，室温24.0℃，湿度50％，騒音34dB，照度94LUXに調整したうえで実験を行いました。実験のはじめには以下の手順で環境順化時間を確保しました。
①被験者に実験室内に入室してもらいます。
②背もたれのある椅子に腰かけてもらいます。
③腰かけた状態で30分間安静にしてもらいます。

　環境実験室を確保できない場合も，室温を調整し人の出入りを規制するなど，できるだけ環境を整える必要があります。

（3）実験時間帯

　自律神経活動を指標にリラクセーション効果を評価したため，自律神経活動の日内変動の影響をできるだけ避けようと考えました。そのため，実験は自律神経活動の変動の大きい午前中ではなく，運動後や食後を避けた午後の同時刻に行いました。

（4）ハンドマッサージの実施手順

　1名の同じ実施者が行うことで，介入の内容に差が生じないようにしました。複数の実施者がいる場合は，練習によって手技の統一を図る必要があります。手技の練習の際は，体圧測定器を使用し，マッサージの圧の強さを確認しました。

　看護の教科書に類する書籍に，ハンドマッサージの標準化された手順はなかったため，公益社団法人日本アロマ環境協会のハンドトリートメントの実施手順[18]や，その他，複数のハンドケアを参考にし，修正を重ねながら実施しました。手技は，患者に実施することを考えて，強い力を加えないさするものとし，看護学生や看護師が短時間で習得できるものにするために，簡易な手順にしました。実施時間は両手で15分間です。片手で15分間の場合も効果があるかの検証も行いました。

　潤滑剤は無香料で低刺激性のベビー用のオイルを使用しました。マッサージを行う際，オイルに精油（エッセンシャルオイル）を加えることもありますが，精油を併用するとマッサージそのものの効果か精油の効果か判別できなくなるため，この実験では精油は使用していません。

（5）リラクセーション効果の評価

①生理的評価

　リラクセーション反応は，緊張した状態が緩和する反応だと捉え，自律神経活動を測定することで，リラクセーション反応が得られたかを評価しました。リラクセーション効果の評価指標には，心電図や脳波，血中コルチゾールなどもありますが，非侵襲的で簡易に測定できるものとして，介入前後の血圧，脈拍，皮膚温を測定しました。皮膚温の測定にはサーモフォーカスという，赤外線で測定できる器機を使用しました。片手へのハンドマッサージの効果を検証した実験では，ハンドマッサージ実施中，皮膚電位計と付属の発汗解析ソフトウェアを使用し，手掌の精神的発汗部位における交感神経支配の汗腺活動である皮膚電位水準（Skin Potential Level；SPL）[19-22]を，持続的に測定しました（図2-2）。

②心理的評価

　心理的評価には，POMS（Profile of Mood States）などの心理尺度やVAS（Visual Analog Scale）などもありますが，尺度の特徴や記入の負担度，先行研究と比較が可能かなどを総合的に検討して，心理尺度のSTAI（State-Trait Anxiety Inventory）[23-30]とRE尺度（The rating scale of emotion as defined in terms of relaxation）[31-35]を使用しました。

　生理的指標及び心理的指標の測定により，ハンドマッサージはリラクセーション効果があることが明らかになりました。ハンドマッサージは，両手にやってもらいたいと答える人が多いですが，片手にハンドマッサージを行った実験[17]でも，リラクセーション効果がみられました。このことから，片手に点滴を行っているなど，両手にマッサージを行えない場合は，片手でも効果が期待できるといえます。検証を重ねながら作成した手順は，書籍『根拠がわかる看護マッサージ』[36]にて公表しました。

　その後，その手順にて，看護学生にハンドマッサージを実施してもらい，リラクセーション効果や，手技を習得できたかどうか，活用しようと思うかどうかについても検証しました[37][38][39]。大半の学生が，手技を習得できたと答え，学生の実施でも効果がみられたことから，ハンドマッサージは学生でも活用できる基本的な看護技術であるといえるでしょう。看護研究で検証しながら看護基礎教育に導入してきた経緯は，『看護展望』に掲載されています[40]。

（岡本佐智子）

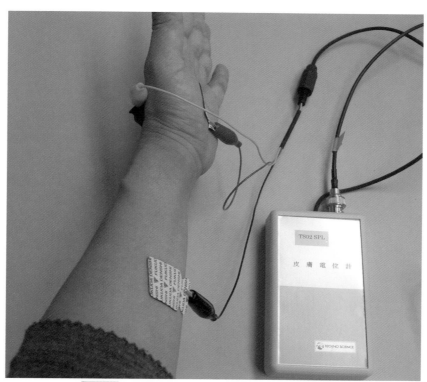

図2-2　測定機器：皮膚電位計（TS02-SPL）

3 ハンドマッサージの実施方法

1 実施の準備

(1)ハンドマッサージの手技の選択

　看護師が，患者にハンドマッサージを実施する際は，根拠に基づいた安全で安楽に提供できる技術かどうかを吟味し，実施内容を計画します。後述するハンドマッサージの手順は，共同研究者とともに検証を重ねながら作成した手順です。

(2)実施する環境

　ハンドマッサージを行う環境は，受け手が快適でリラックスできて，実施者が行いやすい環境を整えることが基本です。ハンドマッサージを行う部屋は暑すぎず，そして肌を出して寒くない程度の室温にします。

(3)ハンドマッサージを実施する人の準備

　実施する人は動きやすい服装で，爪を切り，指輪など装飾品ははずします。長い髪は束ねて，ハンドマッサージを行える準備を行います。香水など強い香りをつけるのは避けます。柔軟剤の香りがきついと感じる人もいますので気をつけましょう。
　受け手が緊張しないように，実施者の手は温めておきます。手が冷たい場合はカイロなどで温めておきましょう。

(4)ハンドマッサージを受ける人の準備

　身体を締め付けることのないゆったりしたもので，オイルが付着しても洗濯のできる服を選びます。腕時計や指輪ははずします。
　ハンドマッサージは，行う部位と状況によって，ベッドに横になっても，椅子に座って実施してもいいです（図2-3）。その際，状況に応じて，受け手が苦痛でないように，身体の下にマットやタオルを敷いたり，実施する側が実施しやすいように，クッションやタオルを使用します。

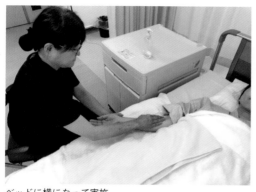
ベッドに横になって実施

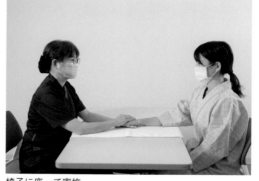
椅子に座って実施

図2-3 さまざまな状況で行えるハンドマッサージ

2 実施の留意事項

（1）ハンドマッサージができる状態かどうかの確認

①実施前の全身状態のアセスメント

　ハンドマッサージは，身体に負担のかかるものではありません。しかし，体調の悪い患者にとっては，同じ姿勢を保持することが苦痛なときもあるため，実施前にバイタルサインを測り，表情と言葉からも全身状態を把握します。それらの情報をもとにアセスメントを行い，高熱の場合は解熱の対応や，疼痛を訴える場合は，鎮痛剤の指示を受けるというように，優先すべきことがあれば，その対応を優先して行います。

　全身状態が悪く，短時間の姿勢の保持さえ苦痛な場合は，患者に楽な姿勢になってもらい，短い時間背中をさする，手を握るなどの触れるケアや，後に述べる「メディカル・タッチ®」を行うなど，状態に合わせてできる触れるケアを試みてください。体調が悪くて心細いときにこそ，触れるケアが必要とされます。

②皮膚の状態のアセスメント

　マッサージを行おうとする部位の皮膚を観察し，皮膚に傷や発赤があるところはマッサージを行わないでください。発赤がある部位にマッサージを行うと，皮膚のずれにより褥瘡の原因になることがあります。また，浮腫がある場合は，皮膚が弱くなっているので，実施は医師の確認が必要です。

　健康な皮膚でも，高齢者は皮膚が薄いので，弱い力で実施するよう注意が必要です。

　出血，骨折，炎症，熱傷（受傷直後）の部位は，直接触れてはいけません。しかし，障害のない部位に行うことは可能です。障害のない部位にマッサージを行うことで，疼痛を緩和する効果が期待できます。

（2）実施中と実施後の観察と評価

　実施前に，ハンドマッサージを行えるかどうか，どのような姿勢で何分くらい行うかなど，患者の情報を分析・解釈・判断したうえで実施し，実施中も患者が疲れていないか観察しながら行います。実施後も観察を行い，実施の方法や効果等の評価を行います。

　これらはハンドマッサージに限らず，看護師がケアのときに行っていることですが，触れるケアを実施する際にも，看護師として安全にケアを提供する責務があります。

3　使用物品（図2-4）

（1）潤滑剤に使用できるもの

①ベビーオイル

　マッサージを行う際の皮膚の摩擦を避けるため，皮膚に対して刺激の少ない低刺激性のベビーオイルを，潤滑剤として使用します。においが苦手な場合は，無香料のものを選択します。

②ローション

　保湿成分を含有しているものがあります。さらさらして滑りがいいですが，使用するときに揮発し，冷たい使用感があることから，気温や好みにより使い分けるといいでしょう。

③ハンドクリーム，ボディクリーム

　皮膚を保護する成分が含まれているため，その効果も期待できます。粘度が高いものは滑りにくいため，広い範囲をマッサージする場合は，粘度の低いものを選ぶといいでしょう。

④本人の使い慣れたもの

　患者が普段使用しているローションやクリームを使用するのもいいでしょう。

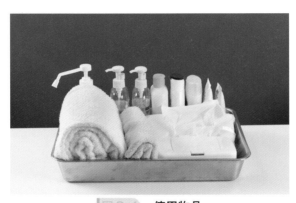

図2-4　使用物品

（２）バスタオルまたはフェイスタオル

　潤滑剤が周りにつかないように，手の下に敷くバスタオルを１枚準備します。

　入院中の患者の場合は，あまり洗濯物を増やしたくないと思っていることがあります。患者のタオルを使用する場合は，どのタオルを借りていいか確認します。バスタオルがなければ，フェイスタオルでもハンドマッサージは実施できます。

4　マッサージの基本的手技

　一般的には，手に行うマッサージならば，相手の手をとり，背中に行うマッサージならば，マッサージを行う部位に手のひらをあて，はじめに，これからマッサージを開始するというサインを送ります。

　マッサージは，手をそらしたり，小指を立てたりしないで手のひらを密着させてさするようにします。手足の先端などの末梢から，心臓の方向の中枢に向かって行います。流れるように，はじめは軽い圧から行い，反応を見ながら徐々に強く圧迫します。同じ箇所を数回，マッサージします。強い圧で終わらせず，徐々に圧をゆるめます。特定のポイントへの圧は，ゆっくり加え，ゆっくりとゆるめます。ゆったりとゆっくりとした流れるような動きを心がけます。

　マッサージを終えるときは，ゆっくりと動きを終息させ，軽く手のひらを押し当て，マッサージを終了するサインを送ります。

　次の項ではハンドマッサージの具体的な手技を紹介します。　　　　　　（岡本佐智子）

4 ハンドマッサージの手順

ハンドマッサージの手順は
こちらの動画をご参照ください
https://youtu.be/pRLylyBiNlk
※動画は予告なく，変更，削除する場合がありますので，あらかじめご了承ください。

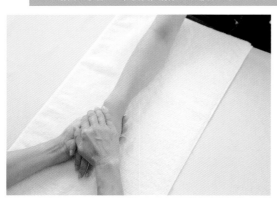

①準備を行い開始を伝える

　バスタオルを２つに折って敷きます（左の写真ではフェイスタオルを折らずに使用しています）。マッサージを行う相手に背もたれのある椅子に腰かけてもらいます。実施者は机をはさんで，受け手の正面に座ります。タオルの上に相手の手を置きます。相手の手掌を，実施者の両手で包んで，マッサージの開始を伝えます。

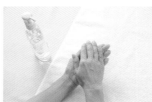

②潤滑剤を手になじませる

　実施者は自分の手にオイルをとり，なじませます。

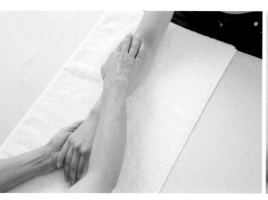
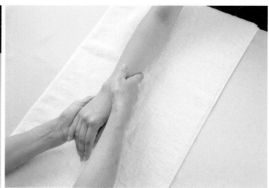

③前腕の外側

　実施者は片手で受け手の手を支えながら，手の甲側の手首から肘まで，実施者の手掌全体を使って，数回さすります。

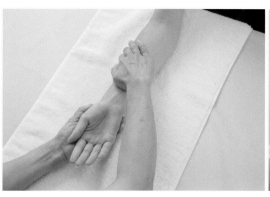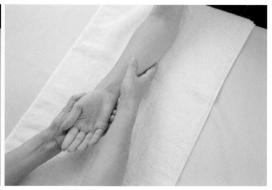

④前腕の内側

　相手の手を両手ではさんで返し，同様に相手の手掌側を，手首から肘まで実施者の手掌全体を使って，数回さすります。

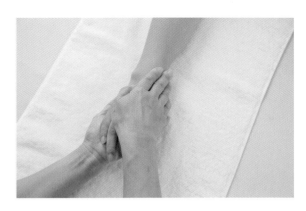

⑤手背をさする

　相手の手を両手ではさんで返し，手の甲を，円を描くようにさすります。

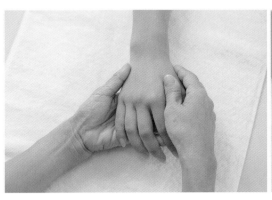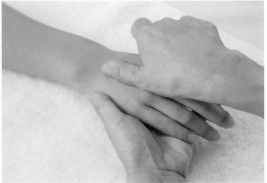

⑥手背の骨の間

　手の甲の骨の間を1本ずつ，母指で往復してさすります。

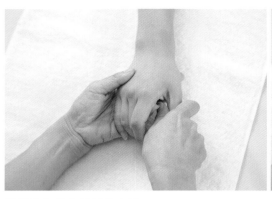 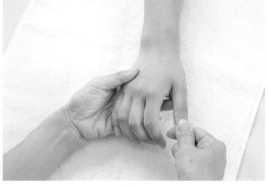

⑦指をらせん状にさする

　相手の指を握り，指の付け根から指先に向かって，1本ずつらせん状にさすりながら移動します。指先まで移動したら，軽くつまんで引くようにして抜きます。

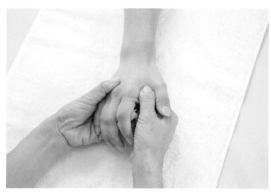 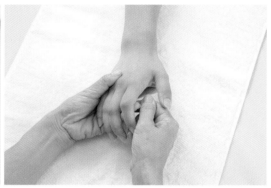

⑧指と指の間

　指と指の間のつけ根を1つひとつ，軽くつまんで滑らすように抜きます。

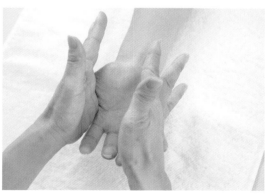 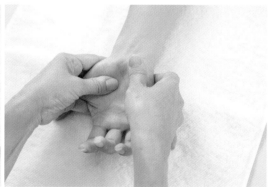

⑨手掌の膨らみ

　相手の手を返して，相手の母指と小指に実施者の小指をかけて手を支えながら，実施者の両手の母指で，相手の母指と小指側の膨らみをもみます。

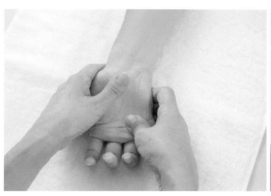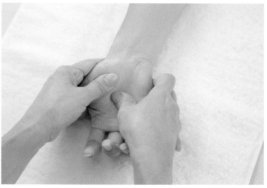

⑩手掌の中央

　実施者の両手の母指で，手掌に「人」の字を書くようにさすり，手掌の中央部分は念入りにもみます。

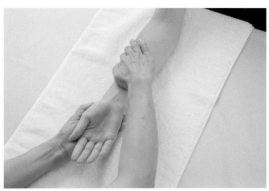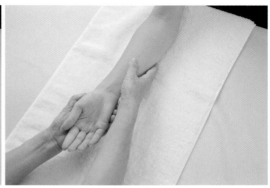

⑪前腕の内側

　実施者は片手で受け手の手を支えながら，相手の手掌側の手首から肘まで，実施者の手掌全体を使って，数回さすります。

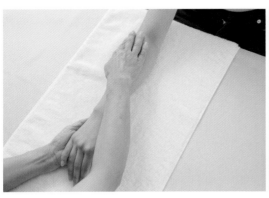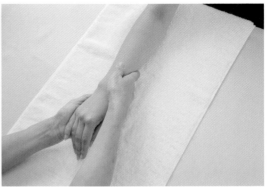

⑫前腕の外側

　相手の手を両手ではさんで返し，同様に相手の手の甲側を，手首から肘まで実施者の手掌全体を使って，数回さすります。

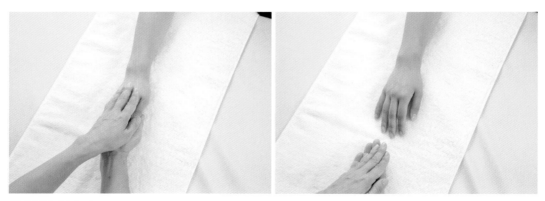

⑬終了を伝える

　相手の手掌を，実施者の両手で包んで，滑らすように指先から抜き，マッサージの終了を伝えます。

⑭両手に行う場合はここまでの手順②〜⑬を，相手のもう一方の手にも同様に実施します。

【注意事項】
・手が滑りにくくなったら，潤滑剤を追加してください。
・必要に応じて，実施しやすいように手を持ち替えても構いません。
・手をそらしたり，小指を立てたりしないで手のひらを密着させて，流れるように行い，ゆっくりと，優しく行うのがコツです。
・実施後，相手の手掌に余分なオイルが残っていたら拭き取り，杖や手すりを持つときに滑らないように配慮します。　　　　　　　　　　　　　　　　　　（岡本佐智子）

5 看護教育の現場での活用

1 触れるケアの看護教育への導入

(1)触れるケアの位置づけ

　2002年に，文部科学省主導で行われた看護学教育の在り方に関する検討会の報告で，看護実践能力を育成する看護基本技術が13項目に整理され，その中でマッサージは，リラクセーションなどの技術と並んで「安楽確保の技術」に位置づけられました[4]。また，触れるケアは，「看護学教育モデル・コア・カリキュラム」の，コアとなる看護実践能力の修得を目指す項目では，「安楽を図る技術」及び「コミュニケーション技術」に該当し，看護基礎教育で身に付けてもらいたい技術です。

　このことから，触れるケアは，「安楽の技術」「リラクセーション技術」「コミュニケーション技術」に類する科目で教えることが多いと思われます。

(2)触れるケアの教育での領域

　各学校でのカリキュラムの中で，「安楽を図る技術」「リラクセーション技術」「コミュニケーション技術」は，基礎看護学領域の看護技術で教えられることが多いです。

　しかし安楽やリラクセーションを図りたい患者の状況を設定することにより，手術患者の事例では成人看護学，不安の強い妊婦の事例では母性看護学など，さまざまな領域で，触れるケアの意義と方法を教えることができます。コミュニケーション技術についても同様です。

　筆者は，基礎看護学と成人看護学の領域で，演習を行ったことがありますが，触れるケアは，あらゆる対象と場面に効果的ですので，どの領域でも，触れるケアの習得を学習課題に設定することが可能です。

（1）ハンドマッサージの手順の検証

①看護教育とマッサージ

　マッサージは，看護教育の中で1960年代には，すでに清潔ケアを行いながら実施する技術として教科書に載っています。その後，2000年頃になるとマッサージは，安楽やリラクセーションの独立した看護技術として認識されてきました[41]。

　マッサージを行う部位の中で，手に行うハンドマッサージは，背中などと違い，皮膚が露出しており，マッサージを行うときの準備が簡単です。そして，手は足よりも触られることに抵抗感が少なく，行いやすい部位だといえます。また，患者に行う際に，ベッド上や椅子でも行えることから，活用の範囲が広く，看護学生にハンドマッサージの技術を習得させたいと考えました。

　しかし，看護系の教科書には，ハンドマッサージの具体的な手順が載ったものはありませんでした。看護技術として実施する場合は，根拠に基づいた安全で安楽な技術である必要があります。そこで，ハンドマッサージの手順の標準化のため，研究的手法にて検証に取り組みました。

②ハンドマッサージの手順の作成

●安全のために潤滑剤にベビーオイルを選択

　リラクセーションビジネスとして実施されるマッサージでは，潤滑剤にアロマオイルが使用されることが多いです。しかし，患者に実施することを考えると，アロマオイルの使用にはパッチテストが必要であること[42]や，アロマの作用によっては使用できない人がいること，抗がん剤等，治療中の患者などは，香りが嘔気を誘発することがあることなどから，潤滑剤にアロマオイルを使用せず，低刺激性のベビーオイルを使用することにしました。

●リラクセーション効果の検証

　次に，潤滑剤にベビーオイルを使用してのハンドマッサージのリラクセーション効果を検証[15][43][44]し，心地よいと感じる実施時間や圧の強さを検討[12][16]しました。また，看護ケアに取り入れようとする場合，患者は片手に点滴をしている方が多いことから，片手に対しての実施でもリラクセーション効果があるかどうかについて検証[17][45]しました。

　手順は，看護学生が習得できるようにシンプルなものとし，患者に行うことを考え，軽い力でさするものにしました。

③ハンドマッサージの実施による教育効果の検証

　ハンドマッサージの手順を作成し，病院実習前の看護学生の演習で実施しました。そして，学生の実施でもリラクセーション効果があるかどうかを検証[37]し，学生が習

得しやすい技術であることを確認しました。ハンドマッサージの演習で効果を体感したことが，実習でハンドマッサージを行う動機づけとなっていることについても検証[38)39)]しました。

　実際の病院実習で，学生がどのような場面で実施しているかについてなど，病院実習での実施状況の実態調査[46)]を行いました。病院実習では，潤滑剤に低刺激性のベビーオイルを使用すること，実施の目的と手順が明確であることで，実習病院に理解を得ることができ，患者に実践することができていました。

3　学内演習と病院実習での実施

（1）学内演習

①基礎看護学のリラクセーション技術の演習

　看護系大学1年生では，「生活援助論Ⅰ」の科目の活動と休息の援助の単元の「リラクセーション技術」として，ハンドマッサージの演習を取り入れています。

　授業の前半は，患者の置かれている状況とストレッサーについて説明し，ストレスによる心身の反応についての講義をしました。後半は，ハンドマッサージの手順と留意事項をデモンストレーションしながら説明したあと，学生に机をはさんで座ってもらい，2人1組になって，ハンドマッサージを行い，実施側と受け手側の両方を体験してもらいました。

　実際にハンドマッサージを受け手として体感した学生からは，「思った以上に気持ちよかった」「家族にしてあげたい」などの感想が聞かれ，好評でした。お互いが一通り行った後も，時間のある限り練習を行い，相手からの「気持ちいい」との言葉に手ごたえを感じていました。毎回，授業についての感想をリアクションペーパーに書いてもらっていますが，ハンドマッサージの回は，多くの学生がびっしりと感想を書いてくれたことに驚きました。

②成人看護学の意図的タッチの演習

　看護系大学3年生の，領域別病院実習に行く前の時期に，成人看護学の急性期領域で，実習前の事前演習として，意図的タッチとしてのハンドマッサージの演習を行いました。

　意図的タッチとは，藤野[47)]によると，「看護師が意図して，必ずしもタッチが必要でない場面で，なんらかの患者の反応を期待して行うもの」で，「清拭やマッサージなどであっても安楽を与えることを目的とした場合は，意図的タッチに含む」とあるように，意図的タッチとしてマッサージを行うことがあります。

　清拭などのケアを意図的タッチの手段に使うこともできますが，病院実習での看護学生は，清拭を行うことに精一杯で，話をうかがいながら行う余裕はありません。そ

の点，ハンドマッサージは，湯が冷えないか，泡が残っていないかなどに煩わされることなく，患者が話したい様子であれば，マッサージしている手を止めて耳を傾けることができます。

　ハンドマッサージは，学生が習得しやすい技術であり，領域別病院実習前という時期であったことから，「実習で使えそう」という感想が多く，実習での実施の動機づけになっていました。男子学生が，真剣に取り組んでいたのも印象的でした。

（2）成人看護学急性期の病院実習での実践例

①病院実習で患者に実施することへの理解

　看護系大学3年生の，成人看護学急性期の病院実習の実践例を紹介します。

　看護学生が，病院実習で患者にマッサージを行う際は，臨床指導の担当看護師に看護計画を説明し，実施の目的や根拠，実施方法が安全なものかを確認されたうえで実施が許可されます。学生は担当看護師に，マッサージに使用する潤滑剤は低刺激性のベビーオイルであることや，事前演習に使用した資料[36]を示して，手順を説明しました。

　病院実習で患者にハンドマッサージを実施することに理解を得ることができたのは，①ハンドマッサージを実施する目的を示し，看護計画を立てた理由を説明したこと，②使用する潤滑剤はパッチテストが必要なアロマオイルではなく，低刺激性のベビーオイルを使うこと，③大学の演習で学んだ技術であり，実施の手順が書かれた資料を示したこと，であったと思われます。

　学生は患者に実施する前には，自宅で家族の手を貸してもらって練習したり，同じグループの学生同士で練習するなどして，演習で習った手順を確認して臨みました。

②実践例とその反応

【さまざまな実践例】

　病院実習で行ったハンドマッサージの実態調査[46]では，ハンドマッサージを行った目的は，コミュニケーションの手段としての使用や，リラクセーション，患者の不安の軽減，疼痛緩和など，多岐にわたっていました。また，認知機能の低下した患者に対し，手に刺激を与えて日中の覚醒を促す目的で行うなど，患者の状況に合わせて，実習のさまざまな場面で活用できており，学生の行うケアの幅が広がっていることがわかりました。

　病院実習でハンドマッサージを実施した場面は，次の通りです。

【実施した場面】

●コミュニケーション

・話しやすい関係をつくるために行った。

・ハンドマッサージを行いながら，患者の気持ちをうかがった。

●不安の軽減
・手術の開始時間が遅れ，待っている間に行った。
・表情が硬かったので，意図的タッチとして行った。
●リラクセーション
・リハビリテーションの後に，休んでもらうために行った。
・心不全で床上安静の患者に，落ち着いて休んでもらうために行った。
●疼痛緩和
・器械（CPM：Continuous　Passive　Motion）を使用した膝の関節可動域訓練中に，痛みを紛らわせるために行った。
・手術後の離床を促すために，患者が臥床がちにならないよう，座っている姿勢で行った。
●日中の覚醒を促す
・認知機能が低下した高齢者に，手に刺激を与えるために行った。
・あまり眠れないとのことだったので，日中の覚醒を促すために行った。
●その他
・手が荒れていたので，皮膚の乾燥予防のために行った。
・冷え性とのことだったので，血流を促すために行った。

【気持ちのいいケアとして】

　ハンドマッサージを受けた患者から，「気持ちよかった」「肌がすべすべする」「手が温かくなった」と感謝の言葉が聞かれました。ハンドマッサージを受けた患者が，次の日もやってもらいたいと，自らタオルを準備して待ってくれていたことがありました。面会に来た家族に，「学生さんがマッサージをやってくれたんだよ」と嬉しそうに説明する場面もみられました。

　学生は指導してくださる担当の看護師に，ハンドマッサージを行う看護計画を伝え，実践結果を報告します。指導してくださる看護師は，実施中の様子を見たり，患者から，「ハンドマッサージを受けてよかった」という感想を聞く機会もあったことから，病棟の看護師の間で学生の行うハンドマッサージが話題になりました。そして，病棟のカンファレンスで「タッチングの効果について」というテーマが取り上げられたことがありました。

　学生の実施した触れるケアをきっかけに，看護師も改めて手を使ったケアの意味について考える機会になったようでした。

【傾聴の技術として】

　看護を行ううえで必要なものの１つに傾聴の技術があります。患者は，手術や治療など，さまざまな不安を抱えていることから，学生は患者の看護問題に「不安」をあげることがあります。その問題に対し学生は，「相手に寄り添い傾聴する」という計画を

立てることがありますが，経験の少ない学生は，患者に何か話そうと思っても何を話していいかわからず，気まずい時間が流れることが多いです。

　前述したように，患者に心を寄せていることを伝えるために，ハンドマッサージの技術を活用することで，円滑なコミュニケーションにつなげることができるのではないかと考え，病院実習前の演習で，ハンドマッサージを取り入れてきました。その結果，学生は，病院実習の中で目的に応じて，ハンドマッサージを実践するようになりました。そして，触れることで，患者と学生の距離が近くなり，学生が来るのを患者が楽しみに待つ姿もみられました。

　また，看護学生としての活動で，ハンドマッサージを市民祭りなどのボランティアや，大学祭での出し物などにも取り入れています。そこでは，初対面の人とも話が弾んでいる様子が多くみられます。

　傾聴の技術が未熟だと，傾聴すると言いながら，どう話しかけたらいいかわからなかったり，逆に，聞き役に徹することができずしゃべり過ぎるなど，傾聴は初学者には難しいことです。しかし，ハンドマッサージを傾聴のツールにすることで，コミュニケーションの手段になることがあります。

　マッサージを介することで，「この時間はあなたのための時間です」「あなたに関心をもっています」というメッセージが伝わります。話のきっかけにもなります。マッサージを行っていることから，実施者が話をしなくても間がもつため，気まずい雰囲気にもなりません。そして，相手と向き合って行うハンドマッサージは，話しやすい姿勢であり，実施者は，マッサージを行っていることから，聞き役に徹することができます。まさに，「傾聴マッサージ」といえる看護技術です。

　ハンドマッサージは，看護の初学者の看護学生の助けとなるでしょう。

（岡本佐智子）

文献
1）岡本佐智子：看護に活かすマッサージ；日本におけるマッサージの法律規程. 看護技術, 60（2）：68-72, 2014.
2）岡本佐智子：根拠がわかる看護マッサージ―患者を癒やすリラクセーション技術, p46, 中央法規出版, 2017.
3）前掲2）pp54-56
4）看護学教育の在り方に関する検討会報告書（平成14年3月26日）, pp1-44, 2002.
5）厚生労働省：看護師等養成所の運営に関する指導ガイドラインについて
　https://www.mhlw.go.jp/web/t_doc?dataId=00tc1593&dataType=1&pageNo=1（最終アクセス2020年7月25日）
6）岡本佐智子：看護に活かすマッサージ；看護技術としてのマッサージ. 看護技術, 60（4）：88-92, 2014.
7）厚生労働省：第1部平成28年度診療報酬改定における主要改定項目について, pp192-194
　https://www.mhlw.go.jp/file/06-Seisakujouhou-12400000-Hokenkyoku/0000114740.pdf（最終アクセス2020年8月31日）
8）岡本佐智子, 江守陽子：商業的マッサージと看護技術としてのマッサージについての考察. 看護実践の科学, 38（13）：59-64, 2013.
9）鈴木良次：手のなかの脳, pp18-23, 東京大学出版会, 1994.

10）境章：目でみるからだのメカニズム，pp154-155，医学書院，1994.

11）岡本佐智子，小川俊夫，田野ルミ・他：唾液中バイオマーカーを指標としたハンドマッサージのリラクセーション効果の検証．日本看護研究学会雑誌，32（3）：349，2009.

12）岡本佐智子，渋谷えり子，江守陽子：心地よさを目的としたハンドマッサージの方法の検討．日本看護研究学会雑誌，35（3）：244，2012.

13）渋谷えり子，岡本佐智子：潤滑剤使用の有無によるハンドマッサージの心地よさ．日本看護研究学会雑誌，35（3）：245，2012.

14）岡本佐智子，渋谷えり子，江守陽子：ハンドマッサージのリラクセーション効果の検証．日本看護研究学会雑誌，36（3）：204，2013.

15）Sachiko Okamoto, Eriko Sibuya, Rumi Tano, et al.：Verification of the stress-alleviating effect of nursing care in terms of autonomic nervous system activity and psychological state. 日本健康科学学会誌，27（4）：253-262，2011.

16）岡本佐智子，渋谷えり子，江守陽子：主観的に「心地よい」と感じるハンドマッサージのリラクセーション効果の検証．日本健康科学学会誌，30（2）：67-74，2014.

17）岡本佐智子，佐藤安代，渋谷えり子：両手および片手に対するハンドマッサージのリラクセーション効果の検証．日本健康科学学会誌，32（1）：23-32，2016.

18）鳥居鎮夫，亀岡弘，古賀良彦監修：アロマテラピー検定公式テキスト1級（5訂版），p22，公益社団法人日本アロマ環境協会，2011.

19）椎原康史，高橋滋，児玉昌久：自立神経系指標の性周期による変動：皮膚電位活動と心電図R－R間隔変動について．群馬大学医療技術短期大学部紀要，8：93-99，1988.

20）木村研一，矢野忠，山田伸之・他：SSR・SFR・精神性発汗反応の同時測定による針刺激の皮膚交感神経機能に及ぼす影響について．全日本鍼灸学会雑誌，48（3）：279-291，1998.

21）松村美由起，竹宮敏子，田中朱美・他：慢性疲労症候群の精神性発汗．東京女子医科大学雑誌，76（8・9）：374-380，2006.

22）河崎雅人，高島征助，坂口正雄：精神性発汗反応を用いた情動反応の生理学的評価方法．医療機器学，78（2）：58-63，2008.

23）越村利恵，松木光子，大谷英子：乳癌手術患者の自我状態と不安度，ソーシャル・サポートとの関係．大阪大学看護学雑誌，1（1）：25-30，1995.

24）松木光子，三木房枝，越村利恵・他：乳癌手術患者の心理的適応に関する縦断的研究（1）─術前から術後3年にわたる心理反応．日本看護研究学会雑誌，15（3）：20-28，1992.

25）小野勝三，続池静子：STAIを用いた心臓手術患者の手術前の不安とその分析．日本看護学会集録1成人看護，21：191-194，1990.

26）長澤美佐子，北井朋美，中村美知子：手術を受ける患者の術前後における不安の変化─STAI（日本語版）を用いて．山梨医科大学紀要，19：97-100，2002.

27）中川貴恵，橘美紀，浅野順子：手術患者の術前不安の経時的変化とその分析．日本看護学会論文集1成人看護，31：97-99，2000.

28）柴田和恵：手術患者の自己効力感と不安・対処行動との関連．群馬パース大学紀要，1：27-33，2005

29）篠原清美，及川順子：整形外科手術患者の術後不安の変化─術後離床期・退院前・退院後の比較．日本看護学会論文集1成人看護，37：58-60，2006.

30）近藤かをる，呉屋美佐江，高尾敦子・他：婦人科手術患者の不安─STAIを用いて．日本看護学会集録1成人看護，23：11-13，1992.

31）根建金男，上里一郎：生理的反応の認知と生理的反応が情動に及ぼす影響．行動療法研究，9（2）：101-107，1984.

32）小板橋喜久代，柳奈津子，菱沼典子：健康女性における安静法と漸進的筋弛緩法の生理的・感覚認知的反応の比較．群馬大学医学部保健学科紀要，18：67-74，1997.

33）中北充子，竹ノ上ケイ子：正常な産褥早期の母親への背部マッサージによるリラクセーション効果─自律神経活動および主観的指標の観点から．日本助産学会誌，23（2）：230-240，2009.

34）大宮裕子，佐藤彰紘，横山悦子・他：腹臥位姿勢におけるリラクゼーション効果．目白大学健康科学研究，9：9-15，2016.

35）吉留厚子，川野純一：産褥早期における皮膚表面温度およびリラクゼーション尺度による乳房マッサージの評価．母性衛生，51（4）：666-675，2011.

36）前掲2）pp114-115

37）岡本佐智子, 佐藤安代：ハンドマッサージのリラクセーション効果について男女比較からの検討. 日本看護研究学会雑誌, 41（3）：528, 2018.

38）岡本佐智子, 佐藤安代：看護実習における意図的タッチとしてのハンドマッサージ実施への動機づけ方法の検討. 日本看護研究学会雑誌, 40（3）：207, 2017.

39）佐藤安代, 岡本佐智子：成人急性期実習における意図的タッチの活用とその教育効果の検討. 日本看護研究学会雑誌, 41（3）：478, 2018.

40）岡本佐智子：看護基礎教育に意図的タッチとしてのハンドマッサージを導入して―看護研究での検証の経緯と病院実習での実践例から. 看護展望, 45（6）：70-74, 2020.

41）岡本佐智子：看護に活かすマッサージ；看護教育のなかでのマッサージの変遷. 看護技術, 60（6）：76-80, 2014.

42）前掲18）p20

43）小川俊夫, 岡本佐智子, 田野ルミ：リラクゼーション効果指標としての唾液中バイオマーカーの妥当性の検証. 日本看護研究学会雑誌, 31（3）：189, 2008.

44）岡本佐智子, 小川俊夫, 田野ルミ・他：唾液中バイオマーカーを指標としたハンドマッサージのリラクセーション効果の検証. 日本看護研究学会雑誌, 32（3）：349, 2009.

45）岡本佐智子, 佐藤安代, 渋谷えり子：両手および片手に対するハンドマッサージのリラクセーション効果の検証. 日本看護研究学会雑誌, 37（3）：120, 2014.

46）岡本佐智子, 佐藤安代, 小林喜美江：看護基礎教育におけるハンドマッサージの技術演習の導入について―成人看護学急性期実習での取り組みから. 東都医療大学紀要, 9（1）：63-682019.

47）藤野彰子：終末期がん看護における意図的タッチによる痛みの緩和. 教育学研究室紀要：「教育とジェンダー」研究, 3：39-52, 2000.

メディカル・タッチ®

1 患者に寄り添う タッチング技術

1 終末期のがん患者のためのタッチング技術

（1）メディカル・タッチ®とは

　メディカル・タッチ®は安楽を提供する触れるケアの1つです。皮膚感覚を介して，心地よいタッチの刺激を脳に送り，脳から全身にリラックスを促すタッチング技術です。肌をなでる心地よさで，患者のつらさや不安，怒り，疲労感を和らげ，闘病のストレスを緩和します。マッサージやリンパドレナージ，アロマセラピーとは，まったく違う触れるケアの技術になります。

　メディカル・タッチ®は，今まで曖昧だった触れるケアを，独自に定めた「心地よいタッチの5原則PARTS」によって定量化・標準化し，精度管理を行えるようにしています。リラックス効果や不安・緊張・疲労感を和らげる科学的効果が検証されていることから，病院や介護施設でがんや認知症患者のケアに取り入れられています。

（2）きっかけは母親のがん介護

　メディカル・タッチ®は，がんの母の介護がきっかけで生まれました。母は「便秘が続いてお腹が痛い」と言って病院に行ったときには，大腸がんのステージⅣ，手術をしても余命1年と宣告されました。閉塞した大腸の手術後に抗がん剤の投与を続けていましたが，がんの病勢が悪化した2クール目から効果が出なくなり，肝機能も低下したため主治医から緩和ケアをすすめられました。がんが見つかってからの最後の2年間，私がただ1つ母にしてあげられたのは，身体をさすってあげることだけだったのです。

（3）なぜマッサージでなく，タッチング（Soft tissue）なのか

　マッサージ好きの母のために，私はよく母にマッサージをしていました。がんになる前にも，母は頸椎の移植手術や心臓カテーテル，慢性副鼻腔炎など，何度も手術のために入院していました。病室や自宅でマッサージすると，母は「気持ちいいわ」と喜んでくれたので，がんになったときも今までと同じようにマッサージをしていまし

た。最初の頃，母はとても喜んでくれていたのですが，病状が進んで緩和ケア病棟に入る頃には，大好きだったマッサージを「しんどい」と言って嫌がるようになったのです。最後の半年間は，母は腹水だけでなく，胸水も溜まって寝返りもうてなくなっていました。息をするのも苦しそうで，薄い毛布も「重い」と言ってはねのけ，パジャマを着替えるだけで精魂尽き果てたようにぐったりしていました。そんな母にもみほぐすようなマッサージをすると，むくんだ足に私の指の痕がくっきりついてしまうのです。それが何分経っても，へこんだまま戻らない。母を楽にしてあげたいと思ってしていたマッサージが，母に「しんどい」と言わせてしまったのです。今，思い返しても，何であんなに強いマッサージをしてしまったのだろうと後悔しています。マッサージを嫌がった母ですが，「触れること」そのものを嫌がることはありませんでした。もみほぐすのをやめて，やさしくなでるようにさすると，ふーっと息を吐いて，楽になってくれたのです。この「やさしくなでるようにさすること」が，タッチング（Soft tissue）という技術だとわかったのは，ずっと後になってからでした。

（4）タッチングとの出合い

　母の死後，筆者は終末期のがん患者へのタッチング技術を学ぶために，臨床アロマセラピーのスクールと鍼灸師の専門学校に入学しました。母のようながん患者への手技を学べると思ったからです。しかし，そこには筆者の望むものはありませんでした。アロマセラピーでは，嗅覚については詳しく学べたのですが，触覚の効果や作用機序については，当時は，まったくといっていいほど教えてもらえませんでした。また，母のように浮腫が出ている患者には，鍼やお灸は侵襲性が高いと思ったからです。筆者は鍼灸師の資格を取得後も，自分の望むものがないか探し続けました。さまざまな手技療法を調べた結果，自分が望むものは自分で作るしかないと決意し，独自のタッチング技術である「メディカル・タッチ®」を10年かけて開発したのです。開発には，アメリカのリハビリ専門医でスポーツ専門医でもあるジェイソン・M・ハーグレイブ医師とストレスケアの研究医のエディ・タツミ医師，そしてジュディ・エァリア看護師に助言をいただきました。彼らの協力なくして，この技術は生まれなかったと思います。

　ハーグレイブ医師には，アメリカではアロマセラピー以外にも，アクティブリリース（active release），筋膜リリース（myofascial release），トリガーポイントで使用されるイスキミックコンプレッション（ischemic compression），オステオパシー（osteopathy）などさまざまなマニュアル・セラピー（徒手療法）があることを教えていただきました。そして「アロマセラピーで使われているトリートメントは，スウェーディッシュ・マッサージというもので，比較的ソフトではあるが，ディープティシュー（Deep tissue）という身体の深部に働きかけるマッサージになる。終末期のがん患者には，ソフトティシュー（Soft tissue）のタッチングがいいのではないか」と助言

いただいたのです。これがタッチングとの出合いでした。タツミ医師からは，ストレスケアについて教えていただきました。タツミ医師は，米国の国立病院であるUnited States Department of Veterans Affairs Medical Center（アメリカ退役軍人病院，以下V.A.）に所属し，海兵隊員や医療者のストレスケアの研究をされています。肩甲骨の測定方法など複数の特許を取得し，United States Marine Corps（アメリカ海兵隊）の退役軍人のメンタルケア・プログラム（3-Job-Bridge）も担当されていました。筆者もこのプログラムの開発に関わっています。ジュディ・エァリア看護師は，アイダホ州ボイジーにあるV.A.の看護部門統括責任者です。メディカル・タッチ®の心地よさと技術力の高さ，羽のように軽いタッチに「精神科の患者のケアにも使えるのではないか」とボイジーのV.A.への導入を検討いただいています。　　　　（前川知子）

2　医療現場で実施するために必要な条件

（1）経験則は通用しない

　ハーグレイブ医師，そしてタツミ医師に「母のような終末期のがん患者が負担なく受けられる触れるケアの技術を作りたい」と相談しました。最初にドクターたちから指摘されたのは，「経験則は通用しない」ことでした。やさしく触れて母が喜んだという経験だけでは，医療者を説得することはできない。経験則では他の患者に適用できないからです。なぜ，母がなでさすることを喜んだのか，マッサージとの違いは何かを，生理学，解剖学などの医学的見地から説明しなければなりませんでした。

（2）新しい手技に必要な5つの条件

　ハーグレイブ医師，そしてタツミ医師に「あなたが終末期のがん患者のために，医療現場で通用する新しい手技を開発するなら，絶対に欠かせないことがある」と5つの条件を教えていただきました。それは①理論（作用機序）がある，②再現性・精度管理ができる，③短時間でできる，④経済的である，⑤根拠（エビデンス）があることです（表3-1）。「作用機序など理論がなければ，それは占いやおまじないと同じである。誰もが同じようにできる再現性がなければ，技術として成り立たない。同時に精度管理ができなければ質の担保ができない。手技は習得後に，アレンジして使うなど技術が変質してしまうことが多い。実施者によって技術が変質しないように，手順を明確にして自己流を防ぐマニュアルで再現性や精度管理を行う方法が必要である。また，終末期のがん患者の体力を消耗しないように，短時間で実施できることも重要である。がん患者に限らず，短時間で行えれば忙しい医療現場でも実施しやすくなる。高価な物品を使わなければできなかったり，習得に時間や費用がかかるのも現実的で

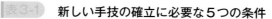

表3-1	新しい手技の確立に必要な5つの条件
①	理論（作用機序）があること
②	再現性・精度管理ができること
③	短時間でできること
④	経済的であること
⑤	根拠（エビデンス）があること

ない。そして，最低でも1つはエビデンスがなければ①～④までのすべてがあっても意味をなさない」と言われました。この5つの条件を満たして，はじめてそれは新しい手技として認められるのだと，厳しい指摘をいただいたのです。

　途方もない条件に鍼灸師の資格はあっても医療従事者でない私にできるだろうかと頭を抱えていると，ドクターたちは「あなたが医療者であろうが，なかろうが関係ない。それをやり遂げたいと思うかどうかだ」と言いました。続けて「最初に日本での協力者を見つけなさい。あなたと同じように終末期のがん患者に何かしたいと思っていて，あなたの想いに共感する人を見つけなさい。すべては，そこからです」と。そして10年にわたるメディカル・タッチ®開発の戦いの日々がはじまったのです。

（3）日本での協力者

　日本での協力者を探そうと思ったとき，筆者の頭に浮かんだのが見谷貴代でした。見谷は，筆者がアロマセラピーを習ったスクールの講師で，緩和ケア病棟に入院しているがん患者にアロマ・トリートメントを提供する活動を続けていました。彼女はその活動の話をするときに「終末期のがん患者には，とてもやさしくなでないとできない」と話していたからです。筆者は彼女なら患者に実践している立場からの意見がもらえるのではと思い，会いに行ったところ，「終末期のがん患者のために，楽に受けてもらえるタッチング技術を作りたい」という筆者の想いに共感してもらえました。見谷は緩和ケア病棟の活動で，終末期のがん患者にはスウェーディッシュ・マッサージは強すぎるのではと感じていたそうです。現場で彼女なりに工夫して，患者に負担がないように施術していたのですが，もっといい技術がないか探していました。

　当時（2007年）の日本は，がん患者への施術はアロマセラピーが主流でした。リンパドレナージはほとんど知られておらず，また実施していてもリンパ浮腫の治療が目的であることから，私が目指す終末期のがん患者のつらさやストレスを緩和するものではありませんでした。そのような状況の中で，終末期のがん患者のために新しい手技を作りたいという想いに見谷は応えてくれたのです。見谷は患者に行えるケアを学ぶべく神戸大学に入学し，看護の勉強をしながらメディカル・タッチ®の研究を行ってくれました。そして，2018年12月の日本看護技術学会誌にメディカル・タッチ®

のタッチング効果を検証した論文が掲載されたのです。　　　　　　　　（前川知子）

（4）看護における，触れることの意義

①アロマセラピストとして臨床で経験したこと

　看護の現場で，患者に触れずにケアを行うことはあるでしょうか。患部の状態を観察するとき，バイタルサインを測定するとき，痛みを訴える患者をさするとき，体位を変えるときなど，看護師はケアを通して常に患者に触れています。触れるケアこそ，看護ならではの技であり，いわば最も患者のそばにいる看護師こそが触れるケアを効果的に使えると思っています。

　筆者は，2003年に，アロマセラピストとして関西各地の緩和ケア病棟で，アロマ・トリートメントを提供するボランティア活動をはじめました。それ以来，のべ3,000人以上の患者にケアを提供してきました。「こんな気持ちのいいことを病院でしてくれるとは，思ってもいなかった」「次はいつ来てくれるの？　僕，その日まで頑張って生きるから」「これなら，毎日でもやってほしい」といった声を聞き，現場での活動を通して，触れることを患者が必要としているのを知りました。

　はじめて緩和ケア病棟を訪れたとき，終末期のがん患者を目の前にして，正直「アロマ・トリートメントはできない」と感じました。なぜかというと，香りが苦手な患者もいましたし，健康な人と同じようにトリートメントを行うと「しんどい」と言う患者もいたからです。当時，アロマセラピーの施術のプロとしてそれなりの自信はあったのですが，患者を目の前にして覚えたのは無力感でした。そこで，自分なりに患者に負担がないように力をゆるめてなでさするように行いました。

②メディカル・タッチ®との出合い

　もっと患者に合った技術がないかと探していたところに，前川知子と出会いました。前川は，がんの母を看取った経験から，がん患者のためのタッチング技術を開発しようとしていました。今まで経験則に基づき，根拠もよくわからないまま施術をしてきた筆者には，前川が開発していたメディカル・タッチ®は，衝撃的な技術でした。それは，今までの筋肉にアプローチするアロマ・トリートメントとは異なり，皮膚の感覚受容器を利用したものでした。なぜそこに触れるのか，または触れないのか，触れるとどんな反応があるのかの理論と，心地よさを生み出す圧や手の使い方まで標準化されていました。筆者は，終末期の患者の身体に負担がかからないこの技術の虜になり，緩和ケア病棟で使いはじめました。すると，メディカル・タッチ®を開始してから患者がすっと眠りに入る時間が短くなり，「気持ちいい」と言われることが増えたのです。

③信頼関係を築くタッチング

　それまで，触れることが心地よさをもたらすことは，患者の反応からわかっていたのですが，メディカル・タッチ®に出合ってから，さらに患者との信頼関係を築くこ

とに気がつきました。患者とは，ほぼ初対面にもかかわらず，内に抱えていた想いを打ち明けられることが多くなりました。「なんで，僕だけこんな目にあわなあかんのか」「ホンマは家に帰りたいんや」。時には，涙を流す患者もいました。心地よいタッチングによって患者との信頼関係が築かれ，それが患者の感情の表出を促したのではないか，と感じました。

　緩和ケア病棟の患者は，死の不安や恐怖を抱え，残していく家族への想いや，病気による孤独を抱えています。また患者の家族も，患者と同じ苦しみを抱えています。触れるケアは，患者と家族の苦痛や苦悩を和らげる一助となります。筆者はそんな瞬間にたくさん立ち会ってきました。そして，ボランティアで月に数回訪れる筆者よりも，看護師のほうがタッチングをもっと効果的に行えるのではないかと思うようになりました。「看護師だからこそできるタッチングを確立したい」との思いから，アロマセラピストから看護師になることを決意したのです。

④触れるケアの確立を目指して

　筆者は，看護を勉強するために40歳を過ぎてから，神戸大学医学部保健学科に入学しました。タッチングを臨床に合った形で提供するには看護を学ばなければできないと思ったからです。アロマセラピストの時は，その場の感覚で患者に触れていました。ですが，看護を学んだことから，タッチングは根拠に基づいて行わなければならないと気づきました。そして看護を勉強する傍ら，メディカル・タッチ®の効果を検証するための研究を行いました。

　2017年に大学を卒業し，前川と触れるケアのプロを育成するため，法人を設立しました。2018年に日本看護技術学会誌に筆者の論文が掲載され，わずか5分間，腕にタッチングをするだけでもリラックスや不安の軽減などの効果があることが示されました。

　手技の効果が1つ証明されたことで，全国の病院やクリニックから看護師研修の依頼が入るようになりました。そして，高校の授業でも，看護師を目指す生徒にメディカル・タッチ®を指導する機会をいただいています。現在筆者は，指導者としてメディカル・タッチ®を看護師に教えています。病院研修で必ず伝えているのは，触れることは量ではなくて質が大事ということです。触れ方の質が変われば，短時間でも患者に安楽をもたらし，信頼関係を築くことができます。研修を受けた看護師は，今まで曖昧だった触れるケアのエビデンスを知ることで，触れることに意味があることに気づきます。そして，患者に安楽をもたらすために意図的に触れることへと行動が変化し，その結果，患者とのコミュニケーションが良好になり，個別性の高いケアにつながっています。これからは，メディカル・タッチ®の普及を行いながら，臨床でタッチングを実践できる看護師の育成にも力を入れていきたいと思っています。

（見谷貴代）

　今，メディカル・タッチ®の協力者は増え続けています。東京工科大学の櫻井進教授（臨床検査技師），神戸薬科大学の沼田千賀子教授（がん薬物療法認定薬剤師）をはじめ，多くの医療関係者に協力いただいています。監修のハーグレイブ医師は，経営しているクリニックにメディカル・タッチ®を導入し，患者と信頼関係を築く（ラポールの形成）目的で実施しています。日本では，メディカル・タッチ®の認定を受けた看護師が，さまざまな形で患者や患者の家族に提供しています。石川県の看護小規模多機能型施設いちえんそう，さわらびショートステイ，まそらデイサービスでは，技術を学んだ看護師が，がん患者や認知症患者に提供しています。大阪市のがん患者サポートホテルのラクスケアホテルでは，ホテルサービスとして導入しています。また，社会貢献活動では，奈良県の国保中央病院緩和ケアホーム「飛鳥」や神戸市のチャイルド・ケモ・ハウス，世界的な患者家族支援施設のドナルド・マクドナルド・ハウス（おおさか健都ハウス，神戸ハウス）でもメディカル・タッチ®は提供されています。その他にも，多くのがんイベントで，メディカル・タッチ®は受け入れられています。

　病院や施設では，メディカル・タッチ®を学んだ看護師から「患者に提供して喜ばれた」という声が寄せられています。また，看護師だけでなく患者や患者の家族が，メディカル・タッチ®を「自分と同じ境遇の患者や家族にしてあげたい」と技術を学びに来ています。メディカル・タッチ®は多くの方に支えられて成長を続けています。

（前川知子）

3　がん患者へのケアとしてのタッチング

（1）米国でがん患者に行われている手技療法

　海外でがん患者に行われているマッサージ療法には，アロマセラピーやリフレクソロジー，ヒーリングタッチ，セラピューティックタッチ，レイキなど，さまざまな手法があります。米国病院協会が行った調査[1]では，補完療法を提供する病院の約71％が上記のようなマッサージやタッチングを提供しています。提供理由として最も多いのがストレスの軽減（71％）です。次に痛みの管理（66％），がん患者のサポート（57％），緩和ケア（41％）です。補完療法としてのマッサージは，不安やうつの軽減にも力を発揮しています。痛みや吐き気，不安，抑うつ，怒り，ストレス，疲労など幅広い症状の緩和を示唆する研究[1]もあります。中程度から重度の痛みを経験した進行がんの患者380人に行った調査[1]では，施術後に痛みと気分が改善した結果が報告されています。その他にも，乳がん患者や放射線療法中の患者，ホスピスの患者でも不安や苦痛，痛みが減少すると報告されています[1]。また，マイアミ大学が行った研究

では，乳がん患者に週３回，５週間に渡って行われたマッサージ後に，尿中のセロトニンやドーパミンの増加やNK細胞やリンパ球が増加する報告[2]もあります。

　これらのがん患者に提供されている手技療法は，どれも既存の技術をそのままの形では行っていません。がん患者に合わせて手技を調整して実施されています。最も多く調整されているのは「圧力」です。健康な方を対象に日常的に行われている既存の手技をそのまま使うのではなく，がん患者に合わせて圧力を調整して実施されます。しかし，その調整のトレーニング方法は定量化されておらず，ほとんどがセラピスト個人の技量任せであるため，再現性や精度管理が難しい現状があります。

（２）日本でがん患者に行われている手技療法

　日本でがん患者に行われている手技療法には，マッサージやアロマセラピー，リンパドレナージなどがあります。一般的にマッサージは，筋肉をもみほぐし，緊張をとり，静脈やリンパ液の循環やリラックスを促す目的で行われます[3]。アロマセラピーは，嗅覚によるリラックス効果を目的に行われます。リンパドレナージは圧迫によって間質圧を上昇させ，リンパ液の循環を改善させる目的で行われます[4]。その他に，鍼灸，指圧，リフレクソロジーなどが行われています。これらの手技は，実施時間が比較的長く，圧力が強いものもみられます。そのまま用いるには，体力の落ちた終末期のがん患者には刺激が強すぎると考えられます。

　がん患者に多く提供されているのは，アロマ・トリートメントです。がん患者へのアロマセラピーの研究は多くみられますが，ほとんどがマッサージと併用したアロマ・トリートメントの研究で，そのリラックス効果は，香りとマッサージの複合効果であり，香り単独の効果ではありません。メディカル・タッチ®でも香りを併用することはあります。しかし，香りは好き嫌いの個人差があり，アレルギーの問題や再現性の難しさがあります。また，嫌なにおいがタッチングの心地よさを減少させる報告[5]もあることから，積極的に用いることはありません。

（３）患者が看護師に求めるケア

　厚生労働省が行った患者アンケート調査[6]では，患者の20％以上が看護の方法や療養生活の支援，看護師の基本的な接遇に不満を感じています。入院，外来患者ともに，言葉遣いや身だしなみより「ケアの丁寧さ」や「励ましやいたわり，暖かみのある態度」に問題があると感じています。しかし，その一方で看護師の接遇研修の第１位は「挨拶，身だしなみ，言葉遣い等についての研修」であり，患者のニーズとずれがあるのがわかります。触れるケア（タッチング）はノンバーバルのコミュニケーションです。やさしく触れることで患者の不安を軽減し，サポートすることができます。触れるケア（タッチング）の質を高めることで，患者満足度を向上させることができるのです。

（4）がん患者のための触れるケアとは

　触れることは誰もが日常的に行っていることから，技術と思っていない方が多くいます。しかし，触れることは技術の1つです。例えば，触れるときの圧力が変われば，心拍数が変化する報告もあります[7]。触れ方1つで，相手に与える影響が変わるのです。やさしい刺激でも，長時間に渡れば，患者を疲労させてしまいます。特に終末期のがん患者は，全身性の炎症反応や栄養不足などにより，疲労感や倦怠感を強く感じています。筋緊張をとるマッサージよりリラックス目的で行う短時間のタッチングが適切だと考えられます。

（5）短時間でケアする時代がくる

　この原稿を書いている2020年は新型コロナウイルスによるパンデミックで，世界中で人と人とが接触を避けるようになっています。私たちは歴史的な転換期に立っています。これから日本でも遠隔診療が導入されて，今後はどんどん触れる時間は少なくなっていくでしょう。しかし，患者にまったく触れずにケアすることはできません。これからは触れる時間や量ではなく，短時間で患者をケアする「質が問われる時代」がやってきます。不安を感じる時代だからこそ，短時間で患者の不安を取り除き，満足させる技術が必要となるのです。

（6）患者は心地よい触れ方を求めている

　メディカル・タッチ®は，何度か入院，手術した筆者の患者体験も踏まえて開発しています。着替えるとき，そっと手を添えてくれた方や手術前に不安を感じていたときに「大丈夫」と手に触れて励ましてくれた方など，入院中は看護師に大変お世話になりました。筆者は，看護師は患者の一番傍にいて寄り添う医療者だと思っています。しかし，残念なことに，中には「この看護師にはケアしてもらいたくない」ということがありました。それは痛い触れ方をされたときです。筆者の個人的な経験で恐縮ですが，入院中に着替えを手伝ってもらったとき，ふくらはぎに看護師の指が食い込んで，とても痛かったことがあります。手伝ってもらったことには感謝していますが，痛い思いをするなら1人で着替えたほうがよかったと，そのときは思いました。

　患者は「治療のための痛み」は我慢できます。ですが，治療以外の痛みには，とても敏感です。心地よい触れ方をする看護師には安心して身体をゆだねますが，痛い触れ方をされると警戒してしまいます。触れ方の違いで，患者の看護師への印象は変わります。ちょっとした触れ方の違いで「この看護師は苦手だな」と患者は思ってしまうのです。心地よい触れ方を知らないために，損をしている看護師も多いのではないでしょうか。メディカル・タッチ®が独自に開発した「心地よいタッチの5原則

PARTS」は，心地よい触れ方の原則です。普段のケアの中で触れるケアの基本として
使っていただければと思います。 （前川知子）

2 メディカル・タッチ®の開発

1 新しい手技の確立に必要な5つの条件

　先に述べたように，筆者は終末期のがん患者のために，ドクターの指示を仰ぎながら，医療現場で通用する新しい技術の確立に必要な，①理論（作用機序）がある，②再現性・精度管理ができる，③短時間でできる，④経済的である，⑤根拠（エビデンス）がある，の5つの条件を念頭に開発に取り組みました。　　　　　　　（前川知子）

2 理論（作用機序）

（1）心地よい触れ方

①心地よい触れ方の要素の分析

　タッチングを行うときには，触れ方が重要です。人が人に触れられて心地よいと感じるとき，そこにはどのような要素があるのでしょうか。やさしい触れ方といっても，人によってやさしさの基準は違います。ある人にとっての「心地よい触れ方」が，他の人には痛かったり，強すぎる場合もあります。「心地よい触れ方」が人によって違うのでは，再現性のある技術にはなりません。さまざまな手技療法の書籍を紐解いたのですが，心地よさの基準を明確に規定しているところはありませんでした。メディカル・タッチ®は，心地よさの基準を探すところからはじまりました。

②心地よさの定義

　手技の開発には，その足がかりとなる「心地よさ」を定義しなければなりません。メディカル・タッチ®が目指す心地よさを定義すれば，そこを基準として開発が容易になるからです。

　メディカル・タッチ®では，心地よさを次のように定義しています[8]。

> 　触覚における心地よさとは，「触れた刺激が熱い，冷たい，かゆい，痛い，引きつる，重いなどの不快な感覚がなく，気持ちよい状態が続くこと」をいいます。

③痛いタッチと重いタッチ

　心地よさとともに，不快な触れ方の基準も必要でした。メディカル・タッチ®では，不快な触れ方を2つに分けて考えています。1つは痛いタッチ，もう1つは重いタッチです（表3−2）。痛いタッチは，針で突く，肌をこする，ひっかくなど皮膚が傷つくことで痛みが生じる触れ方です。重いタッチは，重い荷物を身体の上に乗せたような物理的な重さが働く触れ方です。重いタッチは，痛いタッチのように皮膚を傷つけることはありませんが，重さを支えるために身体に負担がかかります。健康な人には，どうということのない重さでも，患者にとっては耐えがたい重さに感じることもあります。また，相手の身体を引っ張るのも，関節などに負担がかかることから重いタッチに入ります。痛いタッチや重いタッチはタッチの質を低下させます。

　図3−1は，縦軸を重さ，横軸を痛み（気持ちよさ）でタッチの質を表したものです。真ん中の0地点は，重くも軽くもなく，痛くも気持ちよくもないとしています。軽く，気持ちよい触れ方は心地よいタッチになり，重く，痛い触れ方だと不快なタッチになります。

表3-2　痛いタッチと重いタッチ

痛いタッチ	針や爪先など尖ったものがあたる，こする，ひっかくなど，皮膚表面を傷つける触れ方
重いタッチ	身体を押す，押さえつける，のし掛かる，引っ張るなど，相手の身体に負担をかける触れ方

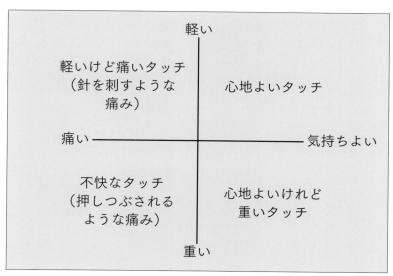

図3-1　タッチの質

④静的タッチと動的タッチ

　人が人に触れるときは，次の2つの方法で触れています。1つは相手の身体に手を

添えるだけの静的タッチ，もう1つはなでさするときに使う動的タッチです[8]（表3－3）。静的タッチは，声かけや相手の注意を引きたいときに使い，動的タッチは，相手をなぐさめるときや清拭など，なでさするときに使います。この2つの触れ方とタッチの質を組み合わせることで，タッチング技術は成り立っています。

表3-3 **静的タッチと動的タッチ**

静的タッチ	相手の身体に触れるだけで手を動かさない
動的タッチ	相手の身体に触れて，触れた部分の手を動かす

（2）メディカル・タッチ®の作用機序

第1章（p3～9）で述べたように，皮膚感覚は神経を通して脳に伝わり，全身に影響を及ぼします。メディカル・タッチ®の作用機序は，温かく，やわらかな感触と痛

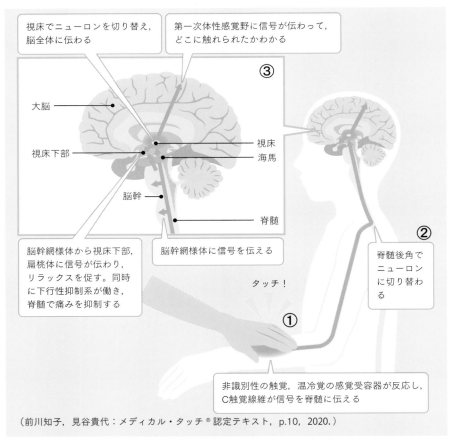

（前川知子，見谷貴代：メディカル・タッチ®認定テキスト，p.10, 2020.）

図3-2 **メディカル・タッチ®の作用機序**

みも伝える旧脊髄視床路に注目して理論を組み立てています（図３−２）。なぜなら，触覚の刺激は脳に伝わって全身に影響を及ぼしているからです。やわらかく，温かな触覚の刺激は，①皮膚の感覚受容器を反応させ，②脊髄視床路を伝わって脳幹に届きます。③脳幹から視床，視床下部，扁桃体にも信号を伝えて大脳辺縁系に影響を与え，不安や恐怖の抑制にも働きます。視床下部や脳幹では自律神経系へも影響を及ぼし，交感神経の抑制や下行性抑制系の活動を活発にさせて，脊髄での痛みの抑制も促します。メディカル・タッチ®は，触れることによる効果を最大限に引き出すように「心地よいタッチの５原則PARTS」[8]を定めています。「心地よいタッチの５原則PARTS」によって，この一連の反応を短時間で引き出します。

（前川知子）

3 再現性と精度管理

（1）再現性と精度管理の構築

　次の課題は再現性と精度管理です。新しい手技を作るにあたって２つの再現性が考えられました。１つは誰がどんな対象に実施しても同じ手法で行える「手法の再現性」です。もう１つは，手技を実施した結果が同じになる「結果の再現性」です（表３−４）。手法の再現性は結果の再現性につながります。結果の再現性には，根拠（エビデンス）にも関わる検証実験が必要です。５つの条件の⑤根拠（エビデンス）がある，を検証するには，先に手法の再現性を確立する必要がありました。また，精度管理は心地よさを定量化することで対応しました。心地よさを感じさせる触れ方を数値化することで，実施者の技術レベルの評価が容易になり，同時に再現性も高まるからです。メディカル・タッチ®では次に述べる「心地よいタッチの５原則PARTS」を基準に，実施者の再現性と精度管理，技術レベルを評価しています。

表3-4　手法の再現性と結果の再現性

手法の再現性	実施手順や実施環境，実施の可否，実施の姿勢，使用物品などの基準を定めることで，誰が行っても同じ手法で実施できること
結果の再現性	「手法の再現性」を担保したうえで，実施者や被験者が異なっても同様の結果がでること

（2）心地よいタッチの５原則PARTS

　メディカル・タッチ®は「心地よいタッチの５原則PARTS」によって，やさしさや心地よさを客観的に評価することで再現性や精度管理，短時間での実施を可能にしています。「心地よいタッチの５原則PARTS」は，脳の作用機序や手技を分析した結果

から導き出されたメディカル・タッチ®オリジナルの原則です。メディカル・タッチ®は「心地よいタッチの5原則PARTS」を基準に開発しています。PARTSによって無駄が省かれた手技は覚えやすいシンプルな形になっています。

「心地よいタッチの5原則PARTS」[8]は，どのような触れ方であれば人が心地よく感じるかをまとめたものです。タッチングの心地よさは①圧力（Pressure），②密着度（Attachment），③ルート（Route），④温度（Temperature），⑤速度（Speed）で決まります。この5原則はそれぞれの頭文字を取ってPARTSと呼んでいます。心地よいタッチング（触れるケア）を実施するには，PARTSを脳に学習させる必要があります。適切なトレーニングを一定期間行うことで，脳が適切な実施方法を機械学習（パターン認識）し，PARTSを習得します。メディカル・タッチ®では，手技だけでなく，効率的に心地よいタッチング（触れるケア）が習得できるようにPARTSのトレーニング方法も教えています。また，PARTSを客観的な数値で評価する機器も開発しています。

①P：圧力（Pressure）

PARTSで最も重要なのは圧力です。圧力が強くなればなるほど侵襲性が高くなり，タッチングを受ける方の負担が増します。特に，痛みを感じるほどの強さで行われた場合は，タッチングではなくマッサージになり，まったく違う技術に変化します。また，触れるときの圧力の違いで心拍数が変化する報告[7]もあることから，患者への影響を考慮し，メディカル・タッチ®は強い圧力では絶対に行いません。特に疲労感の強い終末期のがん患者には，清拭よりも軽い圧力で行います。終末期のがん患者以外には，性別，年齢，筋肉量，疾患などを考慮したアセスメントを行い，圧力を調整して行います。

図3-3のグラフは，兵庫県立工業技術センターの協力のもと，同施設が保有する圧力分布可視化システムを使用し，右腕内側5か所の圧を計測したものです。上限を通常の清拭と類似の圧（N：1.8kgf/cm^2）に設定し，①メディカル・タッチ®，②アロマセラピー・トリートメント，③清拭の圧力でそれぞれ計測しています。実施者はメディカル・タッチ®指導者で，研究も行ったアロマセラピスト歴20年の見谷貴代看護師が行い，同一の被験者で計測しています。終末期のがん患者に行うメディカル・タッチ®は，皮膚表面の圧力が清拭圧の3分の1以下，アロマセラピー・トリートメントの約半分の圧力であることがわかります。この軽さがメディカル・タッチ®の特徴です。熟練者に比べてタッチングをはじめて行う初心者は圧力が強くなりがちです。手の力を抜くトレーニングを受けることで，初心者でも圧力を調整できるようになります。この軽い圧力を常時，調整して実践できるのがメディカル・タッチ®認定セラピストです。

②A：密着度（Attachment）

メディカル・タッチ®は，指を使わず，手のひらを面であてることで密着度を作りだします。手のひらの密着度を高めたほうが，温かさも伝わりやすくなるからです。

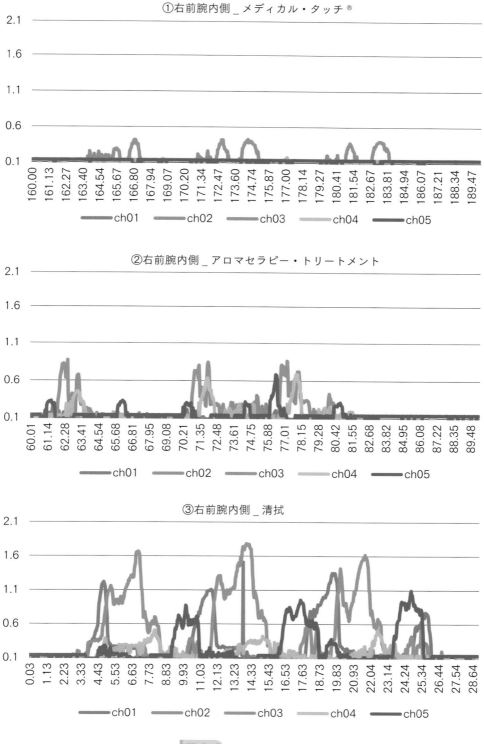

図3-3　圧力の違い

密着度が下がると，受け手は「物足りない」「くすぐったい」といった心地よさから離れた感覚が生じます。たまに手のひらを密着させようとして強い圧力をかける方がいますが，密着はぴったりくっつくことであり，圧力をかけて押すことではありません。密着度を上げるには，力を抜いて手をあてます。患者の状態に合わせて手を密着させるには，肩甲骨や上腕，肩関節や肘関節の動きが重要であり，一定のトレーニングが必要です。

③R：ルート（Route）

　メディカル・タッチ®は，解剖学に基づいて走行のルートを決めています。脳に効率よく信号を伝えるために，デルマトーム（皮膚分節）と筋肉の走行に沿って触れます。解剖学を指標にすることで，どこに触れればいいかが明確になり，実施者による技量の差を埋めることができます。また，性別，年齢，体型などに関係なく，骨格を基準とした同一の実施ルートを設定できるので，実施の再現性を担保できます。本書で紹介している基本のハンドタッチは，患者の状態に合わせて手順の組み合わせを変更できます。メディカル・タッチ®の実施の基本を理解すれば，アセスメントに沿って，患者に最適なテーラーメイドの触れるケアを行うことも可能です。

④T：温度（Temperature）

　メディカル・タッチ®は，実施者の手のひらの温度が30～38℃の範囲内で行います。この温度は，温かさを伝える温覚受容器が働きはじめ，冷たさを伝える冷覚受容器が鈍くなっていく温度帯です。また，心地よさを伝えるC触覚線維が活発に働く温度でもあります。30℃より下がると冷覚受容器が活発に活動しはじめるので冷たさを感じて不快なタッチになります。

⑤S：速度（Speed）

　メディカル・タッチ®は，ゆっくりが基本です。なでる速度の基本は3cm/秒です。3cm/秒を基準に，人が心地よいと感じる2～10cm/秒の間で速さを調節します。C触覚線維は1～10cm/秒の速度でなでると活性化するといわれています[9]。しかし，人によってはゆっくり過ぎると「ぞわぞわする」「くすぐったい」と訴える方がいるので，最低速度を少し早めの2cm/秒にしています。心地よいタッチは，ゆっくり触れるのが基本です。初心者は実施中に速度が変化しやすく，一定のスピードを保てない場合が多いです。速度を一定に保つには，手のひらから伝わるタッチングの感覚を意識し，手を動かす速度をコントロールします。

（3）プロが行う触れる技術

①熟練者と呼ばれる人の共通点

　どの手技療法にも，「この人なら安心して心地よいタッチングを受けられる」と思わせる人がいます。こうした熟練者に共通しているのが，重心が揺らがない美しい姿勢です。安定した姿勢が，心地よい速度や密着度，圧力を生み出しています。圧力は初

心者と熟練者の差が出やすいポイントです。初心者が速度や密着度，圧力をコントロールできない原因の1つには，不安定な姿勢があります。心地よいタッチングは，重心が揺らがない安定した美しい姿勢からはじまります。

②**安全なタッチングの基礎になるボディメカニクス**

　心地よいタッチングを行うには，患者の状態に合わせて，実施者が自分の身体を自由自在に動かさなければなりません。実施中にバランスを崩せば，患者の上に倒れて，のしかかってしまうかもしれません。不安定な姿勢はタッチングの精度や安全性が落ちるだけでなく，実施者の身体にも負担が増します。メディカル・タッチ®では，ボディメカニクス理論と同じく，身体をひねらず，肩と腰を同じ方向に向け，重心を低く保ち，体幹を安定させて行います。手首に力を入れず，腕を動かす際には肩甲骨を意識して動かすことで，軽いタッチを可能にします。安定した姿勢は実施者の身体を守ると同時に，患者に安全なタッチングを行う基礎になります。

③**メディカル・タッチ®のトレーニング方法**

　タッチングはスポーツと同じく身体を使う技術です。手だけを使っているように見えても，実際には全身を使って行っています。そのため，身体の使い方を習得した実施者と，そうでない実施者では，タッチの質に大きな差がでます。スポーツに適切なトレーニング方法があるように，タッチングにも適切なトレーニング方法があります。患者に安全であると同時に自分の身体を傷めずに実施するには，適切な身体の使い方を習得する必要があります。心地よいタッチングは自分の身体を自在に操れる体幹力，そして下半身を安定させる筋力から生まれます。適切なトレーニングで正しい実施姿勢を身につければ，熟練者と同じ質のタッチングが行えるようになります。

　メディカル・タッチ®では，「心地よいタッチの5原則PARTS」のトレーニング方法として最初に3つの基本動作を教えています。3つの動作は肩甲骨の動きを促し，体幹力を高めます。また，肩の運動もかねており，肩こり予防効果もあります。3つの基本動作でPARTSを習得した方は，患者の状態に合わせて適切なタッチングが行えるようになります。

④**タッチングのプロとしての意識**

　触れることは誰でも簡単にできます。そのため，技術として意識する人が少ないのですが，触れることは技術です。例えば，しゃべることは誰でもできますが，アナウンサーとしてしゃべるにはトレーニングが必要です。触れることも同じです。健常者と体調が異なる患者に触れるなら，それに対応したトレーニングが必要になります。しかし，触れることが当たり前過ぎるためか，自己流で行うなど患者や自分の身体への負担を軽視する傾向があります。無理なタッチングを続けた結果，腰を痛める，肩こりがひどくなる，腱鞘炎になる，指が変形してしまうなど深刻な状態になる人もいます。気軽に何も考えずに触れるならば誰でもできます。タッチングのプロとして患者に触れるならば，患者への影響を考えて実施し，同時に自分の安全も確保しなければなりません。それには技術が必要になるのです。

（前川知子）

4　短時間

　メディカル・タッチ®では，ハンドタッチは両腕5分間，フットタッチは10分間で行います。一般的なハンドマッサージが両腕10〜15分間であることからみても，メディカル・タッチ®は短時間で行えるといえます。前述の「心地よいタッチの5原則PARTS」によって，筋肉やリンパの流れなどの末梢ではなく，脳に焦点をあてた作用により，リラックスまでの実施時間を短縮しています。

　短時間にこだわったのは，患者の負担をできるだけ少なくするためです。また，短時間なら忙しい看護業務のちょっとした空き時間に実施することができます。メディカル・タッチ®は，患者への負担を少なくし，忙しい看護の現場でも実践しやすい技術として開発しました。

（前川知子）

5　経済性

　メディカル・タッチ®は特別な道具を必要としません。手があれば，どこでも実施できます。病院や在宅等，どんな場所でも実施できるように，病棟や患者の自宅にある一般的なタオルや保湿クリーム，ベビーオイルなどを使います。メディカル・タッチ®のために新たに物品を購入する必要はありません。また，メディカル・タッチ®は短時間で実施できることから，人件費も低く抑えられ，経済的といえるでしょう。

（前川知子）

6　根拠（エビデンス）

（1）最後に残ったエビデンスの検証

　メディカル・タッチ®は，今まで曖昧だった「やさしく触れる方法」を「心地よいタッチの5原則PARTS」にまとめています。これによって，やさしい触れ方が定量化され，再現性や精度管理が容易になりました。また，PARTSのトレーニング方法によって実施者の技術を一定のレベルに保つことができるだけでなく，脳の作用機序に則って行うことで短時間の実施が可能になりました。特別な道具を使わず市販のベビーオイルやクリームでも行え，短時間で実施できることから経済性にも配慮しています。ドクターたちの出した5つの条件のうち，①理論（作用機序）があること，②再現性・精度管理ができること，③短時間でできること，④経済的であることは達成しました。最後に残った⑤根拠（エビデンス）があること，を解決してくれたのが，見谷貴

代看護師です。 （前川知子）

（2）エビデンスの検証

①検証を行った理由

　メディカル・タッチ®を臨床で提供するために神戸大学医学部保健学科に入学し，2017年に看護師資格を取得しました。大学に入った目的は2つあり，1つは看護を学ぶため，もう1つはタッチングの有用性を検証するためでした。臨床では多くの患者から「気持ちいい」「タッチをしてもらった日はよく眠れる」「気持ちが安らぐ」と言われました。患者の反応から触れることでリラックスしたのはわかるのですが，それを客観的に検証したことがありませんでした。そのため，大学で看護の勉強をする傍ら，メディカル・タッチ®の効果の検証を進めました。

　研究を行うにあたり，先行研究を調べたところ，タッチングによるリラクセーション効果や疼痛，抑うつ，不安の軽減，コミュニケーションの促進などの効果が報告されていることがわかりました。そして，臨床では看護師が手浴やマッサージなど手を用いたケアに費やす時間が14分30秒との報告がありました[10]。マッサージなどの触れるケアはだいたい15分，長いものでは30分以上かけて行われており，実践上の問題点として「時間の不足」[11]があがっていました。終末期の患者には，長時間の実施は身体的な負担となります。メディカル・タッチ®のように，より短時間で効果が得られれば，患者に負担をかけずに行えるのではないかと考えました。

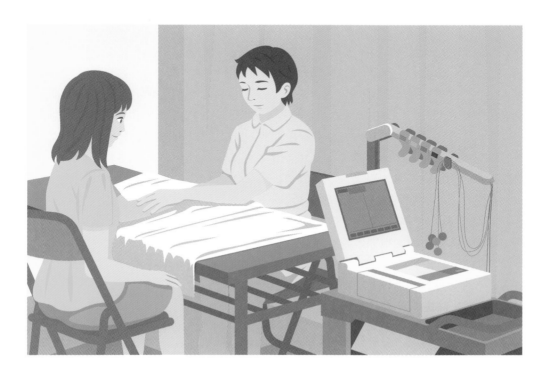

②臨床での活用を目指して

　ハンドタッチは，衣服の着脱の必要がないことや実施時の体位も選ばないため，短時間で手軽に実施できます。また，脳内の手の感覚領域が広いことから[12]，手への刺激は脳の広範囲に影響をもたらすと考えられます。これらから，ハンドタッチが臨床で最も導入しやすい技術であると考えました。一般的な実施時間である10分間（両腕）と[13]，それよりもさらに短い，メディカル・タッチ®の実施時間である5分間（両腕）のハンドタッチそれぞれの生理的・心理的効果を検証し，実施時間の違いによる効果を明らかにすることにしました。そうすることで，臨床で触れるケアを行う機会がもっと広がるのではないかと考えたからです。

③対象者の選定と実験方法

　ハンドタッチが患者にとってどのような効果があるかを検証する前に，まずは健常者に対する効果と副作用の有無を明確にすることが必要です。そこで，健常者を研究の対象者に選定し，自律神経活動への影響を最小限とするため，運動，睡眠，薬剤の使用などの条件を一定に整えました。対象者を両腕5分間のハンドタッチ群と10分間のハンドタッチ群に封筒法で1：1にランダムに割り付けました。生理的指標として，実験前後の脈拍，腋窩温，血圧，心臓自律神経の心拍変動スペクタクル解析，唾液アミラーゼを測定しました。心理的指標として，POMS短縮版で気分状態，VASの疲労度（身体・心理面），ストレス度，リラックス度を測定しました。そして，両群に本書で紹介するメディカル・タッチ®のハンドタッチの手順に則りホホバオイルを用いて行いました。技術の精度を一定に保つために「心地よいタッチの5原則PARTS」によって，圧力や手の密着度をコントロールしました。

　タッチングに関する先行研究では，香りを併用したアロマ・トリートメントが多くみられます。しかしアロマ・トリートメントは純粋に触覚の効果を検証したものではありません。筆者は，触れることだけの効果を知りたかったため，香りを用いず検証しました。実際に臨床現場では香りを希望しない患者も一定数います。例えば，化学療法中などで，においに敏感な患者や香りに関心を示さない認知症患者，意思疎通ができず香りの選択ができない患者などです。また，香りは嗜好の個別性が高く，必ずしも患者の要望にそった香りを提供できるとは限りません。精油のアレルギーの問題もあり，臨床現場での実施が難しいという側面をもっています。以上のことから，実験では香りを使用しませんでした。

④短時間でのハンドタッチの効果の検証

　生理的および心理的指標の測定結果から，5分間群，10分間群ともにリラックスや不安，抑うつ，怒りなどのストレス軽減に有効であることが示されました。両群とも実施前後の生理的指標の変化は，正常範囲内であったため，循環動態に大きな影響がなく，安全に実施できると考えられます。

　この研究によってメディカル・タッチ®が，アロマなどの香りに頼らず，わずか5分間という短時間でもストレス軽減など，さまざまな効果があることが明らかになり

ました。このことから，緩和ケアや慢性期にとどまらず，さまざまな場で，メディカル・タッチ®が導入できる可能性が広がりました。例えば急性期病棟では，手術や検査を控えている患者，あるいは化学療法中の患者，インフォームド・コンセントを受けた後の患者の不安や緊張，混乱を和らげることが期待できます。

　さらに，両群を比較すると5分間群ではリラックス度が上昇し，10分間群では活気が低下するという実施時間による効果の違いが見られました。このことから，患者がリラックスを得るのを目的に実施するならば5分間，患者を落ち着かせたい場合は，時間を少し長めに10分間での実施が適していると考えられます。ただし，今回の対象者は健常な成人女性であったため，今後は，病気や疾患をもつ対象者など幅広い対象に対して，さらなる効果の検証を重ねる必要があると考えています。今回は，実施直後の効果のみ検証しましたが，これからはタッチングの効果がどの程度持続するのか，また1，2か月継続的に行った場合の効果の検証も行っていきたいと思います。

（3）看護におけるこれからの触れるケア

　『がんの補完代替医療ガイドブック第3版』[14]では，患者が民間療法を利用する際に，効果の検証を行っているか，安全性のエビデンスがあるか，などを患者自身も確認することを促しています。また看護師がケアの一環として提供する手技は，科学的な根拠に基づき，安全に実施しなければなりません。今回，メディカル・タッチ®の効果を科学的に検証できたことは，現場で実践する看護師自身の安心にもつながると同時に，それを利用する患者の安心にもつながります。

　触れるケアで大切なこと，それは，「むやみやたらに触れればいい」ということではありません。触れ方次第で，触れられた患者の反応が変わります。それは，「動的タッチ」だけでなく，患者に注意を促すような「静的タッチ」（p58参照）でも変わりません。患者と良好な援助関係を結ぶうえで，触れることがその関係性を大きく左右する重要な要素の1つとなり得ます。筆者の研究では，「心地よいタッチの5原則PARTS」を使って，両腕に5分間のハンドタッチを実施しました。これは「心地よいタッチの5原則PARTS」を使ったことで短時間で安楽を得ることができたと考えています。触れ方が心地よければ，たとえほんのわずかな時間でも，患者に安楽をもたらし，信頼関係を深めることができます。触れることで大切なのは，触れる量ではありません。質なのです。

　それから，もう1つ大切なことは，触れるケアの結果が実施者の主観によって判断されてはいけないということです。「やってみたら効果があった」「あの看護師のほうがよかった」という経験則や個人の資質に頼るものではありません。他の看護技術と同じで，誰が行っても同じ結果がもたらされなければなりません。そのためには，触れるときの手の使い方や手順の標準化，そして精度管理が必要です。

　筆者がアロマセラピストとして施術をしていた頃と，今，看護師として触れるケア

を実践しているのとでは，大きな違いがあります。それは，看護師であるからこそ，最も患者の状態に合ったケアを提供できるということです。アロマセラピストのときは，どの患者に対してもリラックスを目的に同じ手技を順番通りに行っており，今思うと，ある意味で機械的なものでした。他方，看護師が提供する触れるケアは，もっと意図的なものです。患者の状態を把握し，アセスメントに基づく介入を行います。まさしくこれが看護師にしかできない技術の1つだと思います。

　この研究以降も，さらに看護師が現場で実践しやすい手技の開発と効果の検証を進めています。「時間がないからできない」ではなく，時間がなくても触れることへの意識さえ変われば，短い時間であっても安楽をもたらすことができるのです。そしてメディカル・タッチ®が，臨床で患者の苦痛や不安を和らげる一助になれば，と願います。

（見谷貴代）

3 メディカル・タッチ® の実施方法

1 メディカル・タッチ®の基本のハンドタッチ

　メディカル・タッチ®の基本のハンドタッチは，肘から手先までに対して行います。脳の中で，手の感覚野が広いことから，手への刺激は脳に多くの刺激を与えると考えられます。感覚受容器が多く，敏感な手に行う手技を最初に学ぶことで，「心地よいタッチの5原則PARTS」の習得を促します。本書では，椅子に座ってテーブルに腕を置く対面式のハンドタッチの手順をお伝えします。なお，ベッドに横たわる患者に行う技術は，ベッドケア技術になり，対面式のハンドタッチと手法が異なります。ベッドケア技術では，ベッドケアのハンドタッチの他に膝から足先までのフットタッチも学びます。

2 心地よいタッチの5原則PARTS

　メディカル・タッチ®は，「心地よいタッチの5原則PARTS」に則って行います。手のひらを密着させ，圧力は一般的なハンドマッサージよりも，かなり軽く，温かい手でゆっくりとしたスピードで行います。強い圧力で行うとマッサージになるので気をつけます。また，手が冷たいと不快感がでますので，手の温度にも気をつけます。

3 実施環境

(1)実施に適した椅子とテーブル

　基本のハンドタッチはテーブルに座って対面式で行います。そのため，実施には対面できるテーブルと椅子が必要です。テーブルが高すぎても，低すぎても受ける方の負担が増します。テーブルと椅子の高さは受ける方の体格に合ったものを選びます。身長が150〜170cmの方なら，一般的な会議用テーブル（幅150cm，奥行き50〜60cm，高さ60〜70cm）で対応できます。テーブルは両者の足が下に入るタイプを使用します。会議用テーブルに合わせて使用する椅子の座面の高さは40〜45cmが

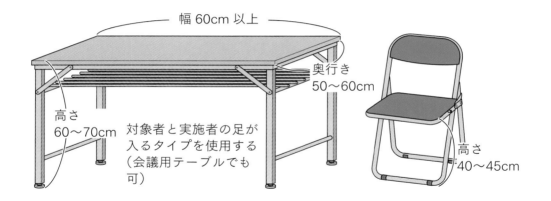

幅 60cm 以上

奥行き
50～60cm

高さ
60～70cm

対象者と実施者の足が
入るタイプを使用する
（会議用テーブルでも
可）

高さ
40～45cm

図3-4 **基本のハンドタッチに適した椅子とテーブル**

適しています（図3－4）。病室内ではオーバーベッドテーブルを使っても実施できます。患者の体位や体格に合わせてオーバーベッドテーブルの高さを調整します。

　身体が沈み込むソファーのような椅子は，実施者も対象者も背中が曲がって前屈みになり，身体に負担がかかるので適していません。また，低い椅子は立ち上がり時に下半身の負担が大きくなります。高齢者など下半身の筋力が衰えている方には適していません[15]。

（2）実施場所

　基本のハンドタッチは病室などの個室以外に，ロビーなどのオープンな環境でも実施できます。実施に際してはテーブルと椅子が置ける，椅子を引いて立ち上がれる広さが必要です。

（3）室温・湿度

　室温は22 ～ 28℃に調整します。皮膚近傍の温度変化と皮膚表面温度には強い相関関係があるといわれています[16]。皮膚表面の温度や湿度の変化で快適感は変化します。安全に気持ちよく受けていただくために「直接，日光があたる」「空調の風が直接あたる」など，体温を変化させる場所は避けて行います。

（4）実施時間（図3－5）

　基本のハンドタッチは両腕で5分間です。この実施時間は，タッチングを受ける方の肌に直接，触れている時間になります。実施前の説明や実施後のタオルケアの時間

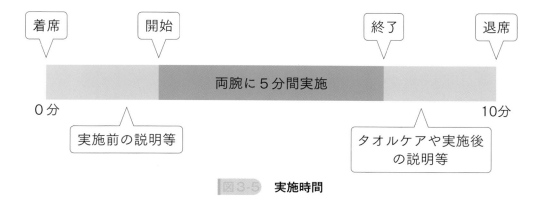

図3-5　実施時間

は入っていません。タッチで受ける刺激量は，実施時間に比例します。5分間のタッチでも，何度も繰り返せば刺激過多になります。連続して何度も行わないようにします。

（5）潤滑剤（クリーム，オイル，ジェル等）の役割

クリームやオイルは摩擦を減らす目的で用います。メディカル・タッチ®で使うクリームやオイルなどの潤滑剤は，粘性が低く，伸びがよいものを使います。

4　メディカル・タッチ®の対象外

メディカル・タッチ®はストレスを抱えている方が対象になります。ただし，実施部位に創傷や褥瘡，浮腫による滲出液がある，発熱，感染症の疑いがある方は対象外になります。また，タッチングの刺激により，症状が強くなる場合もあります。実施前に表3−5をもとにアセスメントを行い，場合によっては医師に確認を行います。

5　実施前の患者の観察

実施前に，バイタルサインを測定し，体調や気分を観察して，実施可能かどうかのアセスメントを行います。その後，内容について患者に説明を行い，同意を得ます。使用するクリームやオイルへのアレルギーの有無，患者が安楽な姿勢・体位をとれているかを確認します。

　実施中も患者の状態を常に観察します。発赤，発疹，炎症，出血や滲出液など実施部位に変化が出た場合はタッチングを中止し，適切な処置を行います。また，相手が不快感，苦痛を訴えた場合も同様に中止します。

　臨床で行う触れるケアは，他の看護技術と同じで，看護過程に沿って行われます。患者のニーズに沿ったケアができるよう，アセスメントを行い，計画的に行われなければなりません。患者によっては，タッチで触れられることを肯定的に受け入れない場合や不快に感じる場合もあります。触れることに対する患者の意識を事前に確認しておくことも大切です。

　本書で紹介している基本のハンドタッチは，患者の状態によって手順を分解して一部を活用していただくこともできます。ハンドタッチの手順が全部できなくても「心地よいタッチの5原則PARTS」に則って触れることで，患者に安楽を提供することができます。例えば，告知を受けた患者の悲嘆を和らげる目的で手の甲をなでる，清拭や軟膏をぬるときにハンドタッチの手順で行うなど，さまざまな場面で活用していただけます。

（前川知子，見谷貴代）

表3-5　メディカル・タッチ®の対象外と留意点

対象外
・実施部位が以下のような状態にある方 　創傷，褥瘡，熱傷，炎症，腫瘍，出血，滲出液（リンパ浮腫などによる），湿疹・かゆみ・痛みがある，皮膚トラブルや皮膚感染症がある，血栓のリスク，静脈炎などがある方 ・37℃以上の発熱がある方 ・「感染症の予防及び感染症の患者に対する医療に関する法律」により，規定されている1〜5類感染症，指定感染症，新感染症，新型インフルエンザ等感染症の罹患者 ・発熱，呼吸器疾患，発疹，消化器症状，神経症状など上記法律が規定する擬似症を疑われる方

留意点
・医師により実施の可否の判断を要する者（寛解期ではないリウマチ患者，痛風患者，線維筋痛症患者，白血病，化学療法中，放射線治療中のがん患者） ・抗がん剤投与から48時間以内の患者 ・ラテックスアレルギーの既往歴がある方（ラテックス製の手袋は用いない） ・乳児，幼児（別の手法で行う） ・10歳以下の子ども（圧加減などに注意し，本人の望む場所に行う） ・食後（1時間は避ける） ・抜針後（1時間は避ける）

4 メディカル・タッチ® の手順

メディカル・タッチ®の手順は
こちらの動画をご参照ください
https://youtu.be/brp1yP_ab0o
※動画は予告なく，変更，削除する場合がありますので，あらかじめご了承ください。

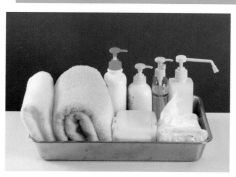

①実施の準備

実施に必要な物品を準備します。バスタオル1枚，腕の下に敷くフェイスタオル1〜2枚，クリームやオイル適宜，ウェットティッシュ1個，ペーパータオル1個です。詳しくは表3−6を参考に準備してください。クリームやオイルは常温のものを使用します。使用する物品やテーブル等は消毒します。

表3-6 物品の準備

	使用物品	用途・根拠
①	フェイスタオル：1〜2枚（長さ30cm）	・実施後の余分なクリームやオイルを拭き取ることで，患者の手が滑らないようにする。 ・患者の手を保護し，急激な温度変化にさらさないようにする。
②	バスタオル：1枚（テーブルを覆えるサイズ）	・実施用テーブルにクリームやオイルの付着を予防する。 ※防水シーツなどでも代用は可能。
③	クリーム，オイル：適宜（マッサージ用クリーム，植物油，ベビーオイル等）	・皮膚に対する実施時の摩擦を減らすために使用する。 ・基材のアレルギーに留意する。 ・粘性の高いものは向かない。
④	ウェットティッシュ：1個	・タオルで取り切れないクリームやオイルを取り除くのに使用する。 ・実施後にベタつきを嫌がる場合に，クリームやオイルの拭き取りに使用する。 ※ホットタオルなどで代用が可能。 ※アルコールにアレルギーがある患者にはノンアルコール・タイプを使用する。
⑤	ペーパータオル：1個	・クリームやオイルがテーブルや床，衣服についた際の拭き取りに使用する。

②実施者の準備

対象者が安全，安楽な姿勢を確保できるように，テーブルと椅子の高さを調整します。実施者と対象者は，腕時計や指輪などのアクセサリーをはずします。実施者は手指の洗浄，消毒を行います。手が冷たい場合は，事前に手を温めます。

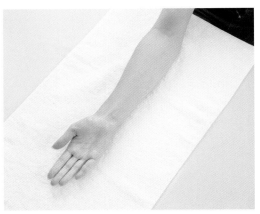

③フェイスタオルを敷く

メディカル・タッチ®をはじめる前に，テーブルの上にバスタオルを2つ折りにして敷きます。その上にフェイスタオルを重ねて敷きます。対象者に楽な姿勢で椅子に座ってもらい，フェイスタオルの上に腕を置いてもらいます（写真はわかりやすいようにフェイスタオルのみで行っています）。

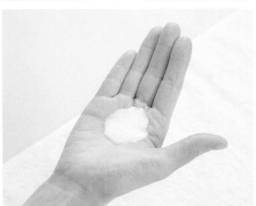

④潤滑剤を手になじませる

オイルやクリームを手にとり，なじませます。オイルやクリームが冷たい場合は，手にとって少し温めてから使います。

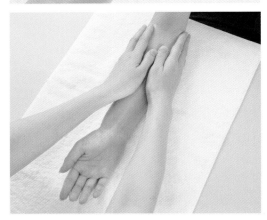

⑤潤滑剤を塗布する

対象者の肘から手首に向かい両手で軽くなでおろしながらクリームやオイルを全体になじませます。実施後に患者が杖や手すりを持ったときに手が滑ってしまう可能性があるので，安全のために，手のひらにはオイルやクリームをぬらないようにします。

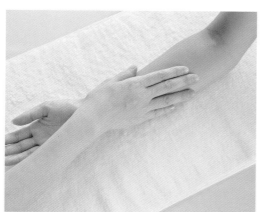

⑥内側の三角形（前腕の内側）

　腕の内側は三角形を描くようになでます。手のひら全体で対象者の腕を手首中央から肘内側にかけてなであげます。そこから小指側の前腕側面を手首までなでおろします。これを3回，繰り返します。

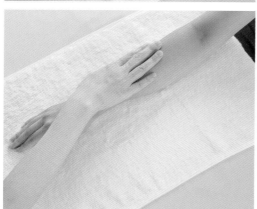

⑦外側の三角形（前腕の外側）

　腕の外側も三角形を描くようになでます。手首中央から肘外側に向かってなであげ，そこから対象者の母指側までらせんをえがくように手首までなでおろします。これを3回，繰り返します。

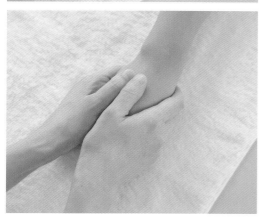

⑧手の甲の蒸しパン割り

　手根管の位置を避けて，手の甲を両手で包んで母指を添えます。手の甲を両母指全体で蒸しパンを割るようになでます。これを3回，繰り返します。

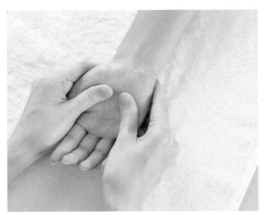

⑨手のひらの肉球もみ

　手根管の位置を避けて，対象者の手の
ひらをやさしく包み，母指と小指の膨ら
みを母指全体で軽く押します。

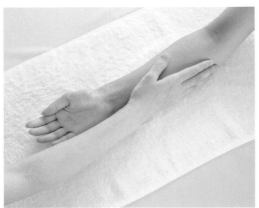

⑩内側の三角形（前腕の内側）

　腕の内側は三角形を描くようになでま
す。手のひら全体で対象者の腕を手首
中央から肘内側にかけてなであげます。
そこから小指側の前腕側面を手首までな
でおろします。これを3回，繰り返しま
す。

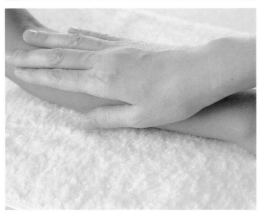

⑪外側の三角形（前腕の外側）

　腕の外側も三角形を描くようになでま
す。手首中央から肘外側に向かってな
であげ，そこから対象者の母指側までら
せんをえがくように，手首までなでおろ
します。これを3回，繰り返します。

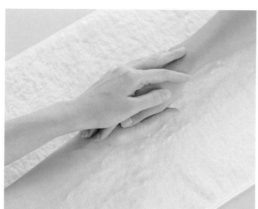

⑫**手のひらのサンドイッチ**

　対象者の手のひらを両手ではさんでから，ゆっくり両手を引き抜きます。

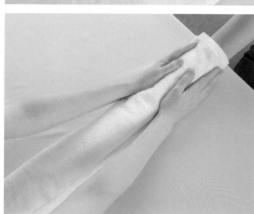

⑬**タオルケア**

　腕の下に敷いたタオルであまったオイルやクリームを拭き取ります。タオルを外してから対象者にハンドタッチの終了を伝えます。

⑭もう片方の腕も同様に行います（④〜⑬の行程を繰り返す）。

【注意事項】

・腕枕は用いません。腕の一部が浮くことで関節への負担が増すからです。

・手や腕をつかむ，引っ張るなどは行いません。対象者が不快に感じる重いタッチになるからです。

・実施中にオイルやクリームが肌に吸収されてたりなくなったら，途中でたします。

（前川知子）

文献

1）William C, Gayle M, Tracy W：Massage in Supportive Cancer Care. Seminars in Oncology Nursing, 28（1）：45-54, 2012.

2）Maria HR, Gail I, Julia B, et al：Natural Killer Cells and Lymphocytes Increase in Women with Breast Cancer Following Massage Therapy. International Journal of Neuroscience, 115：495-510, 2005.

3）寺澤捷年，津田昌樹：絵でみる指圧・マッサージ，pp13-16，医学書院，2002.

4）ミヒャエル・フェルディ，ロマン・シュトロシェンルーサー・野坂洋一郎，藤村朗，木部真知子・他監修：リンパドレナージュの基礎知識，p 1，キペプランニング／日本DLM技術者会，2008.

5）Ilona C, Silvia D, Håkan O：Reduced Pleasant Touch Appraisal in the Presence of a Disgusting Odor, 2014.

https://doi.org/10.1371/journal.pone.0092975（最終アクセス2020年10月10日）

6）厚生労働省：平成13年度医療施設経営安定化推進事業「患者満足度調査導入による病院の経営改善に係る調査研究」報告書

7）須藤小百合，青木健，富岡真理子・他：圧力の異なる末梢部温湯清拭が皮膚血流反応に及ぼす影響．日本看護研究学会雑誌，31（1）：121-128，2008．

8）前川知子，見谷貴代：メディカル・タッチ®認定テキスト，pp22-26，2020．

9）Rochelle A, Helena BW, Jaquette L, et al：Human C-Tactile Afferents Are Tuned to the Temperature of a Skin-Stroking Caress .The Journal of Neuroscience, 34（8）：2879–2883，2014．

10）川島みどり編：触れる・癒やす・あいだをつなぐ手―TE-ARTE学入門，pp294-306，看護の科学社，2014．

11）新田紀枝，川端京子：看護における補完代替医療の現状と問題点―ホスピス・緩和ケア病棟に勤務する看護師の補完代替医療の習得と実施に関する調査から．日本補完代替医療学会誌，4（1）：23-31，2007．

12）白尾智明監訳：イラストレイテッド神経科学，pp253-255，丸善出版，2013．

13）鳥居鎮夫，亀岡弘，古賀良彦監：アロマテラピー検定テキスト1級（4訂版4刷），pp22-23，社団法人日本アロマ環境協会，2008．

14）厚生労働省がん研究助成金「がんの代替療法の科学的検証と臨床応用に関する研究」班，独立行政法人国立がん研究センターがん研究開発費「がんの代替医療の科学的検証に関する研究」班編集・制作：がんの補完代替医療ハンドブック第3版，pp 9-10，2012．
https://shikoku-cc.hosp.go.jp/cam/dl/pdf/cam_guide（3rd）20120220_forWeb.pdf　（最終アクセス2020年10月10日）

15）佐藤栄治：座面高と座面角が立ち上がり動作の筋活動に与える影響．看護理工学会誌，6（1）：2-11，2019．

16）上前知洋，上條正義：皮膚近傍における温湿度変化がもたらす快適感の変動．Journal of Textile Engineering, 56（2）：55–63，2010．

事例でみる臨床現場での活用

1 終末期の患者に最期の日まで（がん患者の緩和ケア）

　がんは，1981年以来，日本人の死因の第1位で，2018年には年間37万人が死亡しています[1]。がん患者は，がんの治療や進行に伴う身体的苦痛だけでなく，精神的，社会的，霊的（スピリチュアル）なトータルペイン（全人的苦痛）といわれる苦痛を抱えています。これらの苦痛は互いに影響しあい，患者のQOLに影響を及ぼすといわれています。がん患者とその家族が抱える苦痛やつらさを和らげ，療養生活の質の維持・向上を目指すのが緩和ケアです。2007年に施行された，「がん対策基本法」の第1期がん対策推進基本計画では，終末期だけでなく治療の初期から人生の最終段階まで緩和ケアが治療と並行して行われるようになりました。そして，2012年の第2期の基本計画で，がんと診断されたときから緩和ケアが行われるように改正されました。海外では，早期からの緩和ケアが，がん患者の生活の質を改善し，抑うつの改善や生存期間を延長するといった結果が示されています[2]。触れるケアは，最期までその人らしく過ごせるよう，日常を心地よいものにします。また，倦怠感や呼吸困難などの身体的な苦痛，不安や抑うつなどの精神的な苦痛を和らげ，安楽を提供します。終末期で言葉を使ったコミュニケーションが困難なときでもタッチングを通じ，寄り添う気持ちや大切に思っている気持ちを伝えることができます。筆者は，緩和ケア病棟で17年間，タッチングを提供してきました。ほとんどの患者がタッチング中に眠りにつき，「気持ちよくて，気がついたら眠ってしまっていた」との声や「身体がポカポカしてきて，あたたまった」との声も多く聞いています。

1 実践例

（1）がん性疼痛緩和

　がん性疼痛の発生頻度は高く，進行がんで6〜7割，末期では8割に及んでいます。がん性疼痛に対しては，薬物療法が基本となります。しかしながら，身体的な痛みは，心理的な苦痛，スピリチュアルな苦痛によっても増強されることがあり，疼痛コントロールに困難を感じている看護師が多いとの報告もあります[3]。触れるケアが直接，痛みを緩和することについてのエビデンスに乏しいのが現状です。ただ，実際にがん性疼痛のある患者にマッサージをしたことのある多くの看護師は，気持ちよさの増幅や不安の軽減などの効果を体感しています[4]。痛みが強い患者ほどタッチングを必要

としているとの報告もあり[5]，触れるケアを補完的に用いることは有効ではないかと考えられます。触れるケアは，リラックスをもたらし，痛みで緊張した身体をゆるめ，不安を和らげます。また，心地いい時間を過ごすことで，痛み以外のことに意識を集中することができ，痛みの閾値を高めることができます。

【事例紹介】

　頸部がん末期の50代男性は，毎日，患部の痛みを訴えていました。以前は背中や患部をマッサージすることで痛みを緩和できていました。病状が進行するにつれ，次第に痛み止めも効きにくくなり，マッサージすると「痛い」と嫌がるようになりました。その日も痛み止めがなかなか効かず，鎮痛剤をレスキューで追加投与しましたが，顔をしかめて「痛い，痛い」とベッドにうずくまり苦痛を訴えます。そこで，足首から膝にソフトタッチで触れるケアを行いました。しばらくすると，眉間のシワがとれて「いい気持ちだ。痛みから救われるようだ」とふーっと大きな息をしました。刺激の強いマッサージは，患者にとっては，痛みを増強するものでしたが，ソフトなタッチングは，痛み止めが効くまでの間の痛みの緩和につながりました。

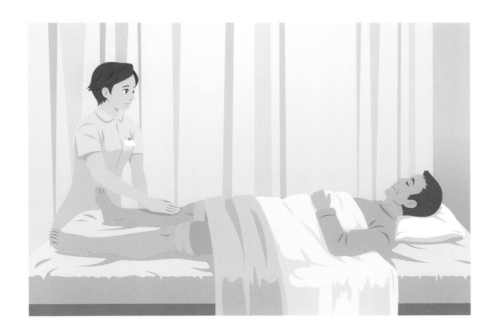

（2）呼吸困難

　呼吸困難は，がん患者の40〜60％にみられ，終末期ではほとんどの患者にその症状が出現し，特に肺がん患者でその割合が高くなっています[6]。呼吸困難は不安や抑うつなど心理状態との関連がみられ，特に不安は呼吸困難に大きく影響するとされています[7]。終末期のがん患者の呼吸困難への援助として，多くの看護師がタッチング

を実施しており[8]，終末期のがん患者にフットリフレクソロジーを行った研究では，呼吸困難感が有意に低下，リラックス感や眠気が有意に上昇しています[9]。触れるケアは，息苦しさでつらい患者のそばにいることで安心感をもたらし，かたくなった胸部や背部など身体の緊張を和らげる効果が期待できます。

【事例紹介】

　乾性咳嗽と夜間の呼吸困難がある80代肺がん末期の男性は，「息苦しくて夜も眠れない」と訴えがありました。「ゼーゼー」という呼吸を繰り返し，呼吸に伴い肩が大きく動いています。肩甲骨辺りの緊張をとるように，ゆっくりと背中全体をなでさするようにタッチングを行いました。タッチングをはじめたときは，咳込みや呼吸に伴うゼーゼーという音が聞こえていましたが，間もなくスースーと穏やかな寝息に変わり，いつの間にか眠りにつきました。翌朝，訪室すると「いつもは息が苦しくて，もう死ぬんじゃないかってね，何度も目が覚めるんですよ。でも，昨日は朝までぐっすり眠れました」と笑顔で話してくれました。

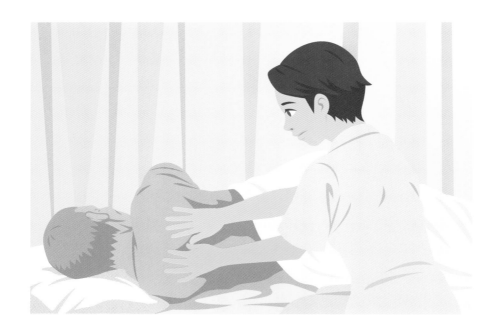

（3）抑うつ・不安

　がん患者は，がんの告知や治療，再発，転移，死への恐怖など一度にたくさんのストレスを抱えることになります。闘病のストレスから，がん患者の16.4％に不安，10〜25％に抑うつがみられ[10]，QOLの低下や自殺リスクの上昇との関連がみられています[11]。がん患者の抑うつに早期に対処することは，患者の苦痛を軽減し，QOLを維持するうえで重要です。触れるケアには，不安などのストレスを和らげる効果が

多数報告されており，筆者の研究でも，両腕に5分間のハンドタッチを行うことで，不安や抑うつが有意に低下しました[12]。また，触れることはノンバーバルなコミュニケーションです。人の手のぬくもりが安らぎをもたらし，患者への精神的苦痛の緩和や信頼関係を築く役割を果たします。その結果，患者が内に秘めた想いを吐露するきっかけとなり，看護師がそれを傾聴する時間をつくります。

【事例紹介】

　60代膵がん末期の女性は，腹水で腹部の張りが強く，腹痛は鎮痛薬の持続皮下注射でコントロールしていました。嘔気・嘔吐があり，食事もほとんどとれず，口数も減っていました。ベッドで寝ていることが増えたある日，「足が腫れてつらくてさすってほしい」と希望がありました。足の甲と足裏をはさむようにしてタッチングすると「汚い足やろ。家族も触ってくれへん。何も口に入らんから，もうあかんかも。これからどんなことが起こるんか，どうなっていくんか，どうしても悪いことばっかり考える」と近づきつつある死への不安を吐露し，涙を流しました。実施後はすっきりした表情になり，「うわ，足が軽いわ。自分の足じゃないみたい。なんだか気持ちも軽くなるね」と言いました。触れるケアがきっかけで，想いの表出が促され，気持ちを吐露できたことで精神的なつらさも緩和できたのではないかと思います。

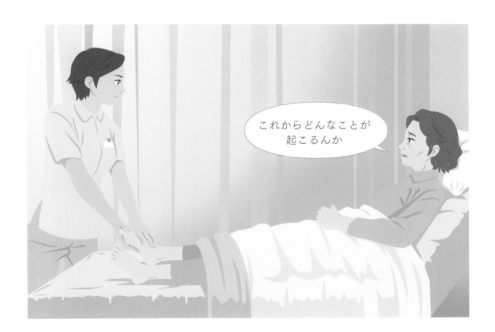

これからどんなことが
起こるんか

（4）終末期患者

　終末期の患者は，悪液質に伴う筋力や活動量の低下で思うように動けず，できていたことができなくなることから死を意識し，今まで以上に苦痛が増強します。トータ

ルペインという複雑な痛みを抱える終末期の患者への関わりは困難なときがあります。また，苦痛が強くなりセデーション（鎮静）を行うことで，コミュニケーションがとれなくなることもあります。苦しむ患者を目の前にして何もできない無力感から，看護師であっても，病室へ向かう足取りが重くなるかもしれません。そのようなときに，最期まで寄り添う姿勢を具体的な形にしたのが触れるケアです。言葉がなくても，看護師が患者に寄り添う気持ちを手から伝えます。

　意識レベルが低下し，しゃべることが困難な患者でも，手を握ったり，さすったりすると，ぎゅっと手を握り返してくることがあります。目を開けて何かを伝えようとしたり，涙を流すこともあります。言葉がなくてもタッチングを通して看護師の気持ちが患者に伝わり，患者はその想いに応えているのです。そこには言葉を介さないコミュニケーションが成り立っています。触れることは，口に出せない患者の苦痛を和らげているのだと思います。

【事例紹介】

　夫に先立たれ，子どもを事故で亡くした50代乳がん末期の女性は，普段から言葉数が少なく，何かしたいという訴えもほとんどありませんでした。ある日，入浴後に保湿剤をぬりながら，下肢をタッチングしていると「あなたは大切な人を亡くしたことがあるかしら？　私の苦しみがわかるの？」と何度も問いかけられました。黙って聞いていると，亡くされた家族のことをぽつぽつと話し出したのです。それ以来，「足をさすってほしい」と希望を言うようになり，タッチングの間に毎回，同じ質問を筆者に投げかけました。そして，家族を亡くしたつらさ，自分が死ぬことへの不安を話すのです。亡くなる直前に「今まで話を聴いてくれてありがとう。私という人間がいたことをどうか忘れないで」と布団の中から手を出して筆者の手をしっかりと握り，自叙伝を渡してくれました。

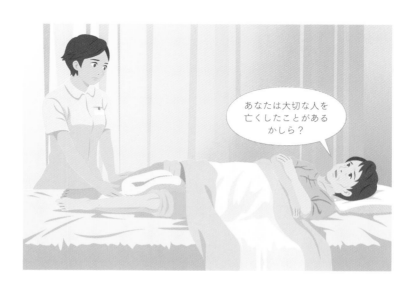

　がん患者の痛みは複雑です。痛みを我慢したり，うまく訴えることができない患者もいます。十分に患者とコミュニケーションをとり，身体的，精神的，そしてスピリチュアルな面からも痛みをアセスメントし，実施の計画を立てたうえで触れるケアを行います。また，痛みが強い場合には，触れるとさらに痛みが増強する場合もあります。事前にケアの目的を説明し，痛みを感じた場合は，我慢しないよう伝えておきます。また，実施時に痛みを訴えた場合は速やかに中止してください。

　悪液質などで筋肉量が落ちている患者や痛みを訴えている患者などは，マッサージでは身体的負担が強くなり，不快に感じることもあります。また，放射線や化学療法中で，皮膚障害がある，皮膚が脆弱になっている場合は，マッサージより軽いタッチングでも圧力や時間には十分に気をつけて行います。腫瘍や褥瘡，炎症，滲出液の漏出，血栓がある部位へのタッチングは行いません。

　タッチングはリンパの流れの促進を目的としたものではありません。リンパ浮腫ケアを目的に行う場合は，専門の技術を習得してください。ただ，浮腫のケアが目的でなくても足のタッチングによって「足が軽くなった」「歩きやすくなった」という反応が得られることもあります。

　実施の際は，患者が安楽な体位がとれているか確認します。患者のベッドを低い位置から動かせない場合は，実施中に患者の身体に自分の体重をかけないよう注意します。また，中腰で行う場合は前かがみにならないよう，気をつけます。　　（見谷貴代）

2 老いを生きる高齢者 （フレイル，認知症ケア）

日本は今，超高齢社会を迎え，2019年には総人口に占める65歳以上の割合は28.1％に達しています[13]。高齢者は，加齢に伴い身体機能が低下し，多くの慢性疾患をかかえています。フレイルといわれるさまざまな健康障害の危険性が増した状態です。老いによる死を自覚し，健康，配偶者，仕事や収入，役割など多くの喪失を体験する時期でもあります。精神的には不安や抑うつに陥りやすく，在宅療養中の高齢者の半数以上がうつ状態であるとの報告もあります[14]。その他にも，高齢化が急速に進むにつれ，認知症が高齢者に最も多く見られる精神疾患となっています。エリクソン（Erikson EH）は，老年期の発達課題を「統合性対絶望」としています[15]。高齢者がさまざまなものを失う危機を乗り越え，人生を統合させて豊かな最期を迎えるための看護支援が今，必要とされています。触れるケアは，人生の最終段階にある高齢者に，安らぎや安寧をもたらし，QOLを高めるのに有効なケアといえるでしょう。多くの場合，老年期は今までの人生で最も強く死を意識する時期です。「こんな歳まで生きるつもりはなかった」「長生きしても迷惑かけてばかり」「歳をとるのは哀れなもの。早くお迎えが来てほしい」と自己の存在価値を低く感じている発言が多くあります。そうした高齢者のスピリチュアルな痛みを聴き，迫りくる死への不安を受容するための語りの場をつくるためにも，人と人の触れ合いの時間が意味をなすと思います。

石川県にある介護施設では，2018年から看護・介護スタッフがチームを作って触れるケアを実践しています。メディカル・タッチ®の認定資格をもつスタッフが，利用者にレクリエーションや，ケアの一環で定期的に触れるケアを提供しています。

1 実践例

（1）コミュニケーションのきっかけづくり

触れるケアの一番大きな役割は，やはりコミュニケーションではないでしょうか。高齢者が健康な生活を維持し，人生の統合に向けた支援として，人生の語り（ライフストーリー）に耳を傾ける時間が重要だとされています[16]。高齢者の語りには孤独感の軽減や人生満足度の上昇などの効果が示されています[17]。触れるケアは，コミュニケーションのきっかけをつくる時間です。メディカル・タッチ®をレクリエーションで実施していると，両腕5分間というわずかな時間でも，利用者が自分のことをし

ゃべり出します。タッチングが終わると，多くの人が「こんなに話すつもりはなかった」「話を聞いてくれたから，つい話してしまったわ」と言います。心地よく触れることが，安心，安楽をもたらし，短時間で患者との信頼関係を築きあげ，その結果，感情やニードの表出につながります。1日の業務の中にタッチングやマッサージのための時間を新たに設けるのは，難しいかもしれません。そんなときは，入浴後に保湿剤をぬる際や，送迎バスまでの時間に，腕や手の甲にやさしく触れるだけでも十分です。それがきっと，ライフストーリーの語りのきっかけになると思います。

【事例紹介】

　デイサービスを利用している90代男性は，耳が遠いため，他の利用者との交流もなく，いつも静かに椅子に座ってテレビを見ていました。レクリエーションで手のタッチングを行ったところ，昔は陸上が得意で選手だったことを自ら話し出しました。2年間，施設に通っていましたが，スタッフもはじめて聞く話でした。それからは，陸上という共通の話題でスタッフとの会話も増えていき，よく昔話をするようになりました。触れることがきっかけとなり，スタッフや他の利用者との交流が増えていきました。ライフストーリーを通じて，スタッフ自身も利用者への理解や関心が深まり，さらに利用者からの信頼も高まりました。

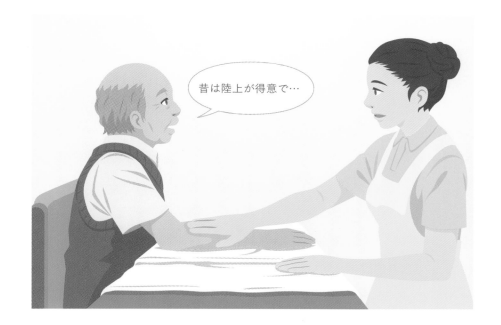

（2）抑うつ

　高齢者に多い精神障害の1つに抑うつがあります。身体機能の衰え，独居による孤独や喪失体験が重なり，自己の存在価値の低下を感じることで，うつ傾向になりやす

い状態です。要支援・要介護認定高齢者の約5割に「うつ」傾向があり[14)18)]，その割合は健常高齢者よりも高くなっています。抑うつは，高齢者の活動意欲を低下させ，寝たきりや閉じこもり[19)]，さらには自殺のリスクを高めるといわれています[20)]。高齢者のQOLを低下させないためにも抑うつの兆候を見逃さないことが重要です。ですが，高齢者は，抑うつ気分の訴えよりも身体的な不定愁訴が増すことから抑うつ状態が見逃されるケースも少なくありません[21)]。さらにはその訴えすら，遠慮や我慢をして口に出さないこともあると思われます。

　触れるケアの時間を意図的にとれば，高齢者の心の状態やニードを知ること，安楽を提供することが同時にできます。また，触れることで，セロトニンの分泌が促されるといわれていることから，抑うつ気分の改善に有効と思われます。老いによって人との関わりが減り，社会からの疎外や孤立を感じている高齢者にとって，肌と肌の触れ合いは，人とのつながりを取り戻させ，孤独感を和らげます。

【事例紹介】
　ショートステイを利用している80代女性は脳梗塞の後遺症で下肢に痺れがあり，歩くのも人と話すのもおっくうで抑うつ傾向にありました。自室に引きこもりがちなために，部屋に訪問して車いすに座ったまま，下腿をタッチングすると，実施中は，首をうなだれたまま無表情で受けていました。実施後は，氷のように冷たかった足が温かくなり，目がパッと見開き，表情が明るくなりました。普段はほとんど参加することのない，レクリエーションに参加を促すと，車いすを自分でこいでフロアへ行きました。そして，他の利用者と活発に笑顔で話をするなど，そのあまりの変化にスタッフも驚いていました。触れることがきっかけで抑うつ気分が改善され，活動意欲が高まったのではないかと思います。

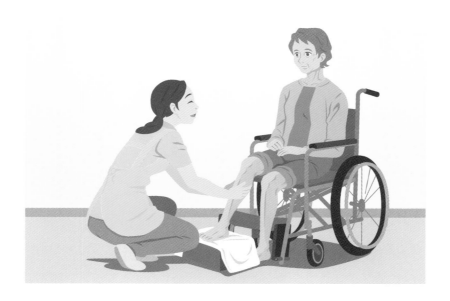

（3）社会的フレイル（閉じこもり）予防

　高齢者の閉じこもりは，寝たきり，うつ，認知症などのリスクを高めることが報告されており，閉じこもり予防が重要視されています[19]。閉じこもりや独居は，社会的フレイルの要素の1つです。近年，独居高齢者の割合が高まり，高齢者の社会的孤立が問題になっています。独居高齢者の中でも，特に配偶者と死別した高齢者は，抑うつ傾向が強く，生きがいが少ないといわれています[22]。閉じこもりや孤独を予防することは，結果的に身体的・心理的フレイルの予防にもつながります。

【事例紹介】

　妻に先立たれ，気分の落ち込みも激しい90代男性は，デイサービスも休みがちになっていました。独居の寂しさからか食欲が低下し，体重が目立って減っており，ひげも剃らない日が増えました。その日もデイサービスに遅れて来て，体調がすぐれないため，すぐに点滴を受けました。その間に背部のタッチングを行ったところ，「身体に羽がはえたみたいに軽くなったよ。朝は，ここに来るのもしんどくて，いつも休もうと思うけど，今日は来てよかった。こんないいことがあって，宝くじに当たったみたいだ」と話しました。それからは，点滴の間に触れるケアを受けることが楽しみで，施設に来るようになりました。施設で心地よい時間をもてること，外に出る楽しみがあることが外出への意欲を高め，閉じこもりを防いで活動性を増すことにつながるのではないかと思います。

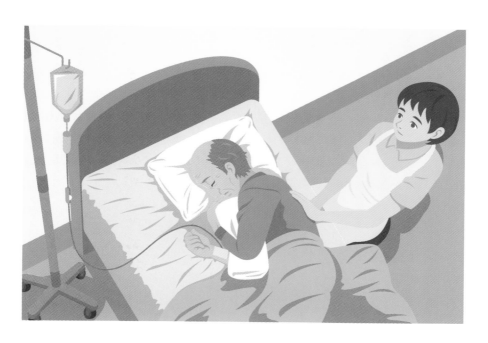

　高齢者の精神障害で最も多いのが認知症です。65歳以上の有病者数は2025年には700万人，約5人に1人になると推計されます[23]。認知症の症状には，ほとんどの人に見られる記憶障害の他に，行動・心理症状（BPSD：Behavioral and Psychological Symptoms of Dementia）があります。記憶障害や見当識障害から状況や立場を理解できないことが，不安やイライラ，緊張を生み出します。これは必ずしも全員に見られる症状ではありませんが，個別性が高く，ケアする側の負担となり，患者・介助者双方のQOLの低下につながります。BPSDは，不安や苦痛，不快感などのニーズの現れであり，そのメッセージに気づき，適切に介入することが症状を改善させるといわれています[24]。また，なじみの関係を作り，安定した場所を確保することが介入方法として効果的ともいわれています[25]。認知症患者へのハンドマッサージが，興奮行動を即時的に，また短期的に軽減することもわかっています[26]。顔なじみの看護師による触れるケアが，認知症患者の気持ちを落ち着かせ，不安や混乱を軽減する1つの手段となり得ます。また，触れるケアは言葉を使わないコミュニケーションとして，認知症により言葉でのコミュニケーションが難しくなった場合でも，寄り添う姿勢を示すことができます。

【事例紹介】

　帰宅願望が強くデイサービスに来てもすぐに荷物を持ち，「家に帰りたい」と落ち着きなくうろうろ歩き回るアルツハイマー型認知症の60代女性がいました。玄関に行こうとするところを「帰る時間はまだですよ」と制しますが，「私をここに閉じ込める気か」と声を荒げて怒りをあらわにします。「少し座って疲れをとりましょう」と促しました。椅子に腰かけたところに「マッサージでもどうですか？」と手の甲をさすると，堰を切ったように自分のことを話し出しました。「私は，本当は生まれてくるはずの子じゃなかったんです。そんな私にもこんな素敵なことをしてくれるのね。ありがとう」と握手をしてきました。終わった後は，玄関には行かず自分の席に戻りました。それからは，徘徊がはじまるとタッチングに誘い，スタッフとのなじみの関係が作られることで症状も少しずつ落ち着いていきました。

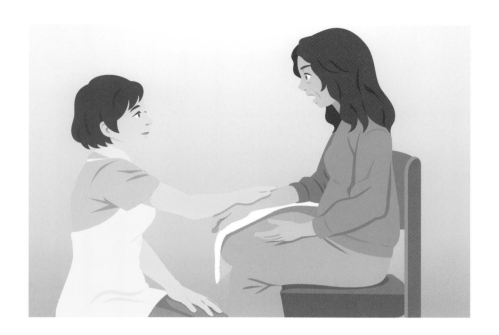

2　実践上の注意点

　認知症のBPSDは，パーソナルスペースの侵害に対する防衛反応でもあるといわれています。触れるケアは，パーソナルスペースでいう密接距離で行われるため，相手との距離がとても近くなる行為です。よって，認知症患者に触れるケアを行う場合はアセスメントを行い，事前に必ず説明をして了解を得てから行います。

　特に男性高齢者は配偶者以外の異性から触れられた経験に乏しく，異性の介助者に触れられることに否定的感情や羞恥心を覚える場合もあります。過去の接触経験や普段の接触への反応から，触れるケアが有効かをアセスメントする必要があります。

　異性の高齢者に実施する場合は，セクシャリティーへの配慮が必要です。触れるケアは相手の肌に直接触れますが，性的な行為という誤解を与えないように，実施の環境や触れる部位などに注意が必要です。　　　　　　　　　　　　　　　　（見谷貴代）

3 家庭の状況に合わせて（在宅でのケア）

　急速な少子高齢化が進む中で，団塊の世代がすべて後期高齢者となる2025年には，死亡者数が170万人になることが見込まれており，多死社会が到来するといわれています。60歳以上の人の半数以上が「最期を自宅で迎えたい」と望んでおり[27]，在宅へのニーズが高まっています。このような現状を受け，厚生労働省は，医療や介護を受けられる場を施設から地域へと移行させる，地域包括ケアシステムの構築を進めています[28]。在宅看護の対象は，高齢者から小児まで幅広く，医療依存度の高いがんや難病，そして慢性疾患や精神疾患，認知症を抱える人など多岐に渡ります。在宅療養中の要介護高齢者にうつが高頻度にみられています[14]。重度化，多様化，複雑化する療養者とその家族が望む生活を維持・継続できるよう，また安らかな最期を迎えられるような支援が望まれています。

　これからの在宅看護では，エンド・オブ・ライフケアの役割が大きくなってきます。これは，「病気や年齢にかかわらず，その人らしい生を全うし，その人らしい最期を迎えられるように，生きることを支えるためのケア」です。身体的・精神的・社会的に快適な状態である「コンフォートケア」を目指して，メディカル・タッチ®認定看護師が，在宅の場で触れるケアを実践しています。触れるケアは，身体的な安楽を提供し，心地よい療養環境を作り，近づく死に対する精神的，そしてスピリチュアルな苦痛・苦悩を和らげることを目的に行われています。

1 実践例

（1）慢性疾患へのケア

　在宅看護の対象となる療養者の中には，慢性疾患を抱える人も多く見られます。慢性呼吸器疾患の療養者は，闘病生活が長期になり，自分の身体が思うように動かせない苛立ち，呼吸困難による死への恐怖などさまざまな苦痛を抱えながら，療養生活を送っています[29]。神経難病患者は，闘病が長期にわたり，医療依存度も高まり，日々症状が進行することによる苦痛が身体的にも精神的にも大きい状態です[30]。これら患者には，抑うつや閉じこもりの傾向が見られています[31][32]。まず優先されるのは身体的苦痛を取り除くための症状コントロールですが，同時に，全人的苦痛に対する緩和ケアも在宅では重要な役割です。神経難病患者への代替療法として，あん摩・マッ

サージ・指圧が最も多く利用されており，痛みの軽減や気分改善の効果が得られています[33]。慢性閉塞性肺疾患（COPD）の患者への背部マッサージを実施した研究では，マッサージ後に脈拍と呼吸数が減少し，SpO_2値が有意に増加しました[34]。触れるケアは，継続する療養生活の中で，安らぎや気晴らしをもたらし，療養への意欲を高める助けになるでしょう。

【事例紹介】

　COPDを発症し，在宅酸素療法中の70代女性は，部屋の灯りをつけず，うす暗い部屋でいつもラジオの音を大きくしていました。ある日，訪問するとベッドに端座位で背中を丸めてうずくまったまま，ハッハッと荒い呼吸を繰り返していました。「大丈夫ですか？」と声をかけると「息をするのが苦しくて。まだ私，生きているのかしら？」と小さな声でつぶやきました。そこで，「背中を少しさすりましょうか」と呼吸リハビリテーションの前に，背部に触れるケアを行いました。「いつも，この姿勢だから，腰がだるくて」と言われ，腰もタッチングすると「これ（HOT：在宅酸素療法のボンベを指差しながら）があるからね，どこも行けない，何もできない」とぼそっと言いました。触れるケアが終わると，彼女は「不思議，身体が軽くなった。息をするのも楽」と言い，外出の希望があることを話しました。それからは呼吸リハビリテーションにタッチングを組み込むことで，外出という目標に向けて，リハビリテーションにも意欲的になっていきました。

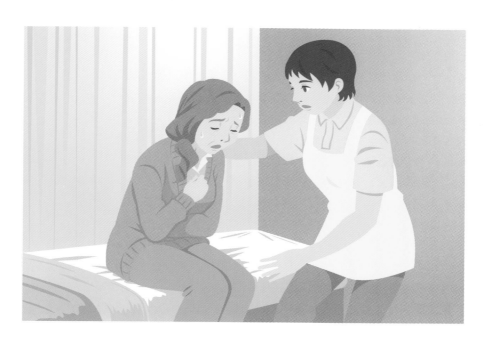

　在宅看護は病院とは違い，療養者の生活の場に入って医療サービスを提供します。療養者と看護師との関わりが長期的になることもあります。そこで，まず重要となるのが療養者とその家族との信頼関係の構築です。良好な関係を築くためには，言語的コミュニケーションが必要です。それを補うものとして，触れるケアがあります。触れるケアは，非言語的コミュニケーションとして人間関係の質を決定する一要因であるといわれています[35]。看護師が触れる意義についての研究で「看護師がしなやかに触ってくれることで痛みが１つなくなる」と感じることもあれば，「この看護師は面倒くさいと思っている」と患者が受け取る場合があることが明らかになりました[36]。同研究では，看護を通して触れる，触れられる働きかけは，身体を介したコミュニケーションであり，患者－看護師間の関係性を深めることもあれば，疎遠にもすると述べられています。看護師がケアを通して触れる手が，信頼関係を築くのに大きく寄与しているのです。「訪問看護でターミナル期のがん患者の苦痛緩和のコツに関する調査」では，マッサージやタッチングなどの心地よいケアにより，初回訪問で信頼関係が形成されると報告しています[37]。

【実践方法の紹介】

　在宅では，看護師がマッサージなどに長い時間を割くことは，現実的に難しいかもしれません。事例紹介ではありませんが，触れるケアをどのように実践したらよいかをご紹介します。

　バイタルサインの測定時や，身体を拭くときなど，日常的な看護における手の接触が，マッサージなどの意図的タッチと同様に，不安や緊張を和らげ，快適さを促進することが明らかにされています[38]。うつ状態にある在宅高齢者に，清拭などで快い刺激を与えるケアを実施しているケースもあります[39]。すなわち，日常的なケアで患者に触れることが，意図的タッチと同じように安楽をもたらす効果があるということです。時間的な制限がある在宅の場では，マッサージなどの時間を組み込むよりも，こうしたふだんのケアにタッチングの効果をプラスすれば，安楽をもたらすことができるのです。

　そのときに，心地よさを左右するのが看護師の手の使い方です。例えば，触れている手の面積。手の一部や指先だけで触れた場合より，指と手のひら全体を使ったときのほうが，結びつきや温かさが得られるとの報告があります[35]。また，洗髪やシーツ交換のときの看護師の手の使い方が安楽に影響していることがわかってきています[38]。そんなときに役に立つのが「心地よいタッチの５原則PARTS」です。これは，どのように触れると心地いいのかを客観的に示した指標です。PARTSを意識して触れることで，ケアの際の触れ方の質が高まります。ぜひ，できることから取り入れてみてください。

　在宅の場での触れるケアは，療養者の療養環境の中で行われます。触れるケアを行うときに，療養者の家にあるローションやクリームなどの物品を使用する際は，事前に使用の許可を得てください。また，看護師が基材を準備する際は，使用前にアレルギーチェックを行います。

　布団に寝た状態の療養者に触れるケアを実施するときは，患者の身体の上から押すことで，圧力がかかりすぎないよう注意が必要です。実施時の姿勢が不安定だと，バランスをとるために，療養者に強い圧をかけてしまうことがあります。また，触れるケアを行うときは，膝や腰に痛みが出ないような姿勢を心がけ，ケアを行う看護師の身体に負担がないように行ってください。

（見谷貴代）

4 妊産婦へのケア

　超高齢社会の到来とともに，高齢化とならび問題になっているのが少子化です。少子化の背景には，女性の社会進出や高学歴化による晩婚化，未婚化などがあげられており，仕事と子育ての両立が難しく，社会的支援の問題などで子どもを産み育てにくい現状があります。また，核家族化が進んでいることに加え，近所や地域とのつながりの希薄化から，子育ての悩みを相談する相手がいないことが，育児不安への高まりをもたらしています。そのような社会で，せっかく子どもを授かっても，マタニティー・ブルーズや周産期うつ病の発症が目立ち，妊産婦死亡の原因は自殺が最多であると報告されています[40]。さらに，児童虐待も増加の一途をたどっており[41]，自殺や虐待は産後うつ病と関連があることも指摘されています[40]。医療は進歩しても，妊産婦の心理的な負担は依然，問題として残されたままです。

　周産期は，妊娠による身体的な変化にとどまらず，女性にとって心理的にも社会的にも多くの変化を伴います。妊娠を喜び，幸せを感じる一方で，当惑や不安を感じるアンビバレントな感情を抱きます[42]。妊娠により母親という新しい役割を得ると同時に，今までのキャリアや人間関係，ボディーイメージなど失うものもたくさんあります。出産後に訪れる産褥期も，性ホルモンが急激に変化する時期に育児が加わり，ストレスフルな状態が続きます。こうした状況は，マタニティー・ブルーズや産後うつ病などの一因となり，母親のうつ傾向は，愛着障害や虐待のリスク要因になることが指摘されています[43]。大きなライフイベントでもある妊娠，出産は，危機的ともいえる状況です。これを乗り越え，母親になる過程を心身ともに援助することが看護には求められます。触れるケアは，妊娠，出産，育児に伴う不安や抑うつ，孤独を軽減し，周産期の女性のメンタルヘルスをサポートします。母親役割を獲得する過程で，人に触れられて大切にされる経験が，その後の育児にもいい影響を及ぼすと考えられます。

1 実践例

（1）妊娠期

　都市化，核家族化や少子化は，妊産婦を孤立させやすい状況です。特に妊娠後期の不安は，産褥期より高いことが明らかになっています[44]。妊娠中から産婦の孤立や

育児不安を軽減する支援が必要とされていますが，出産までは定期健診以外に医療の場に来る機会がほとんどないのが現状です。マタニティー・ブルーズの発症が妊娠後期の心の疲労度と関連しており，妊娠中の母親学級や定期健診などを通じて，心理的安定を図ることが産後のマタニティー・ブルーズを予防する1つの策としています[45]。先行研究では，妊娠期の育児支援プログラムの実施が，母親の不安を軽減させ，子どもへのアンビバレントな感情を低下させることが示されました。そのプログラムには，育児技術の演習などの他に，母親に対するハンドマッサージも組み込まれています[46]。

【事例紹介】

　筆者が歯科医院に隣接したトリートメントサロンを運営していたときの事例です。歯の治療を受けに来た患者の利用が多く，妊産婦も利用していました。妊娠後期，初産の30代女性が「歯の治療がつらくてリラックスしたい」と，治療後にハンドタッチを受けに来店しました。妊娠をきっかけに10年勤めた会社を辞めて，夫が帰宅するまでずっと家で1人で過ごしている，歯の治療や買い物以外はほとんど外に出ないことを話しました。「家にいると気が滅入ってきて，お腹が張るたびに心配で，でも話す人もいなくて。久しぶりに夫以外の人と話しました」と喜び，次の予約をとって帰りました。それ以来，歯の治療のたびに来店し，夫が非協力的なこと，家事に負担を感じていることなど，はじめての出産への不安をぽつりぽつりと話しました。そして，出産後も子どもを連れて来店し，育児疲れ解消に施術を続けました。その当時，筆者は看護師の資格がなかったため，ただ，触れて話を聴くことしかできませんでした。それだけでも乏しかった表情に笑顔が戻りました。子どもを抱っこして笑顔で帰っていく姿が今でも印象に残っています。

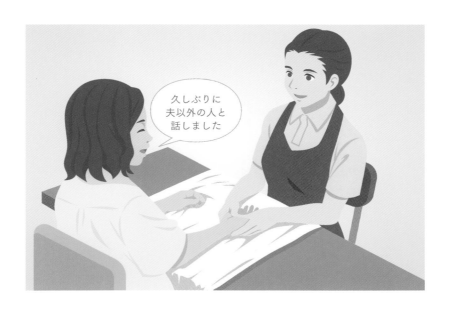

（2）産褥期

　出産を終えた産婦は，その喜びに浸る間もなく，子育てがはじまります。頻回な授乳に夜も眠れず，出産の痛みや疲れもとれないまま，慣れない育児への不安や緊張が高い状態が続きます。産後３〜５日から10日ごろの一過性の抑うつ状態がマタニティー・ブルーズです。褥婦の30〜50％[47]が発症し，産後うつ病との関連もいわれているため，注意が必要です。産後うつ病の発生率は５〜15％で，その半分が妊娠期から発病していたとの報告があります[48]。触れるケアは，産褥期の抑うつ気分や疲労，イライラなどの育児ストレスを和らげ，マタニティー・ブルーズや産後うつ病予防に有効なケアの１つです。産後２日目の褥婦に背部などへ30分のアロマ・マッサージを実施した研究では，マタニティー・ブルーズスコア，不安，抑うつ，怒り，疲労などが有意に低下し，子どもへの接近感情が上昇しました[49]。

【事例紹介】

　30代後半に帝王切開で出産した女性は，産後３日目に「お産の傷口が痛くて，夜も眠れない。母乳で育てたいけど，なかなか出なくて焦っている」と訴えがありました。「お休み前にマッサージでもしましょうか」と創部が痛くないよう，病室のベッドに側臥位の状態で，肩から背中をタッチングしました。実施中に「お姑さんからは，母乳で育てるように言われているんです。毎日，電話がかかってきて，おっぱいが出たかどうか聞かれるんです。看護師さんからも言われて，わかっているのに，みんなから言われるのがつらい。これで本当に母親になれるのか，自信がありません」と涙を流しました。実施後は，「身体がポカポカして気持ちいい。このまま眠ります」と眠りにつきました。翌日，「久しぶりに自分が大切にされた感じがして，嬉しかったです。おっぱいは出ないけど，なんだか頑張れそうです」と言いました。

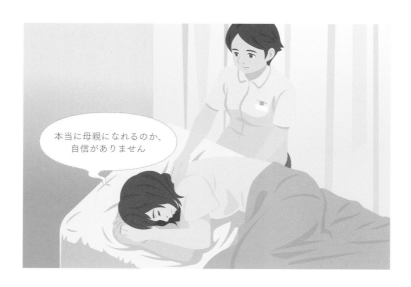

本当に母親になれるのか、
自信がありません

　メディカル・タッチ®は，皮膚の感覚受容器を刺激する目的で行われます。筋肉を刺激するマッサージとは違い，身体の深部組織に働きかけるものではありません。よって，妊娠のどの時期でも実施が可能です。メディカル・タッチ®で皮膚にかかる圧力は，清拭より軽いと予測されます（p60～61参照）。妊産婦に限らず，メディカル・タッチ®が実施可能かの判断においては，清拭が1つの目安となります。

　妊産婦に基礎疾患がある，妊娠の異常や合併症がある，胎児に異常があると，治療や胎児の発達などへの不安が高まることが予測されます。触れるケアは，そんな妊産婦の不安を和らげる支えとなるでしょう。実施の前には妊産婦の心身の状態をアセスメントし，触れることが負担にならないよう，部位や時間，体位など実施の計画を立ててから行ってください。

　妊娠期間中は，血小板の軽度な低下，血液凝固能の亢進，血液の停滞，合併症などによる長期臥床で肺血栓塞栓症，深部静脈血栓症のリスクが伴います[50]。これらの予防にマッサージは有効とされていますが，すでに発症している場合，マッサージは下肢の血栓を移動させるリスクがあるため，禁忌とされています[51]。マッサージよりも身体への負担が少ない触れるケアですが，血栓を移動させないという科学的根拠がまだ十分ではありません。そのため，疑わしい場合は下肢への触れるケアは行いません。

　妊娠中の腹部へのメディカル・タッチ®は，胎児への負担がかかるため，行いません。また，腹臥位や妊娠後期の仰臥位での実施は，妊産婦や胎児への負担が増すため，避けてください。

（見谷貴代）

5 子どもへのケア

1 看護師が行う場合

　健康に障害をもつ子どもは，治療や検査に伴う身体的な苦痛や不安，恐怖などさまざまなストレスを抱えています[52]。入院で親と離れ離れになることや行動を制限されることは，子どもには大きな苦痛が伴います。そのような苦痛を和らげ，子どもが安心して治療に取り組めるよう，触れるケアはさまざまな場面で活用できます。特に不安や痛みを言葉で十分に表現できない乳児や患児に，ノンバーバルなコミュニケーションとして力を発揮します。「大丈夫よ」と身体をなでたり，「よしよし」と背中をポンポン叩いてあやすときには，「心地よいタッチの5原則PARTS」が役に立ちます。看護師の手の温もりや，密着した手のひらが安心感や安寧をもたらします(p59 ～ 62参照)。

　付き添いの親は，看病のストレスで思うように子どものケアができないこともあると思います。そんなときには，看護師が親の代わりに触れるケアを行うとよいでしょう。筆者が触れるケアを提供しているチャイルド・ケモ・ハウスでは，「子どもに触れてもらえないか」と母親から依頼を受ける場合があります。その場合はまず，母親にベッドに横になってもらい，触れるケアを母親に行ってから次に子どもに行います。先に母親に行うことで，子どもの安心につながるからです。母親はケアを受ける子どもの様子をそばで見ながら「○○ちゃん，どう？　気持ちいい？　ああ，気持ちよさそうな顔しているわ」と笑顔で喜ぶ様子が見られます。母親が先に受けることで子どもの安心につながり，子どもが気持ちよさそうにしている様子を見ることが，母親の安心につながっていると思われます。

2 看護師が親に指導する場合

　小児医療の現場では，看護師が直接，子どもに触れるケアを行う以外に，親に対して子どもに触れることの大切さを伝えるのも役割の1つです。親子間の身体接触の重要性は，ボウルビィ（Bowlby　J）の愛着理論や小児科医のクラウスとケネル（Klaus MH&Kennell JH）の母子相互作用などの研究で示されてきました。最近では，幼少期に親との接触が少ないと，成人後の抑うつ・不安などの心理的問題や攻撃性，情緒的

不安定や対人関係に影響することが明らかになってきています[53)54)55)]。このことからも，幼少期に親との接触の機会を多くもつことは，とても重要だといえるでしょう。

　1990年にアメリカのマイアミ大学に設立されたタッチリサーチ研究所で，ティファニー・フィールド（Field T）らが「タッチケア」の生理的効果を明らかにしています。博士らは，40名の早産児のうち，マッサージを行った群は，コントロール群と比べて体重が有意に増加したことを報告しています[56)]。触れると，脳からオキシトシンの分泌を促すといわれており（p 8〜9参照），ベビーマッサージは，親子の絆づくりを目的として一般的に行われています。ベビーマッサージやタッチングに関する多くの研究では，母子相互作用や愛着形成の促進，育児不安・育児ストレスの軽減，母親のリラックス効果など，母親に対する好ましい結果が得られています[57)]。また，ベビーマッサージを受けた乳児のストレスが軽減した報告もあります[58)]。

　早産児や先天性疾患をもつ子どもは，早期に母親と分離状態になるため，愛着形成が遅れることが指摘されています[59)60)]。筆者のファミリーハウスでの経験では，未熟な子どもに触れてもいいのか，と不安や恐怖心から触れることを躊躇している親もみられます。看護師が親に心地よい触れ方を伝えることで，患児に触れる不安を解消し，子どもに触れるきっかけをつくります。また同時に，スキンシップの大切さを伝えることができます。

【事例紹介】

　ファミリーハウスに滞在中の夫婦が，病院の付き添いから戻り，ハウスのスタッフにすすめられて2人揃って触れるケアを受けに来ました。母親は「子どもが早産でNICUに入っていて，会える時間が限られているから寂しいです。看護師さんから『子どもにマッサージをしてあげてくださいね』って言われるんですど，本当に小さくって，触っても大丈夫なのかなって思います」と言いました。触れることの大切さを話し，マッサージというと刺激が強いイメージがあるが，力をかけなくてもこんな風にソフトタッチでも十分なことを伝えました。父親が「へえ，こんな風に触ったらいいんですね。ソフトタッチでも十分，気持ちいいですね。触れることが大事な理由がよくわかりました。明日から2人でやってみよう」と母親の腕にタッチをする様子が見られました。

3　実践上の注意点

　本書で紹介しているハンドタッチは，10歳以上の子どもに行うことを推奨しています。その理由は，10歳以下の子どもにハンドタッチの手順をそのまま行うと，手で触れる面積が大きくなり，タッチングの刺激が多くなるからです。10歳以下の子どもに触れる場合には，場所にこだわらず，子どもが望む場所に「心地よいタッチの5原

則PARTS」のうち，圧力に気をつけて行ってください。大人と同じように行った場合，圧力が強くなり，子どもには重いタッチになるからです。

　子どもに触れることは，相手との距離が親密になる行為です。子どもとの信頼関係が十分に築けていないときは，かえって子どもに嫌悪感を与えることになりかねません。筆者の経験では初対面の子どもは恥ずかしがってタッチングを嫌がることがあります。慣れてくると喜んで受けるようになります。

　子どもにタッチングを行う場合は，普段，自宅でどのようなスキンシップを好むかなど，親に事前に確認をとり，その子にとっての心地よいタッチングを心がけましょう。

（見谷貴代）

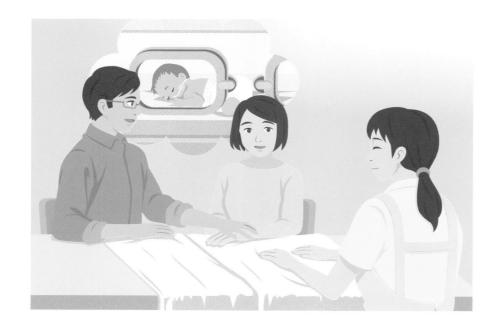

6 患者家族(第2の患者)へのケア

　家族の誰かが，例えばがんのように，命を脅かされる病気にかかったとき，その患者の家族はさまざまな苦痛や苦悩を経験します。このような病気は，患者だけでなく，傍らで看病している家族の健康にも影響します。がん患者家族の4割弱にうつ病があり，家族のストレスは患者よりも高いという見方もあります[61]。このことから，看病する家族が「第2の患者」と表現されるようになってきました[61]。介護者のうち，悩みやストレスを抱えた人は，全体の68.9％と高い割合を占めています[62]。特に，認知症患者を介護する家族については，BPSDの出現と，そのために介護時間が長くなることから，介護負担感が高くなっています[63]。

　患者を看病する家族は，看病に伴うストレスを抱えているため，ケアを提供する立場でもありながら，同時にケアを受ける対象でもあるといえます。医療の発展により，がんは治る病気になり，化学療法などの治療を受けながら，社会生活を営む患者が増えています。これからはケアの場が病院から在宅へ移行することで，患者にとって家族が最も身近で長期的に関わる介護者となるでしょう。患者が適切なケアを受け，心身ともに苦痛のない状態であることが，家族の苦痛を最小限にとどめることにつながります。同時に家族の負担が減り，心身ともに安楽に過ごせることが，結果として患者のQOL向上にもつながります。また，触れるケアは，患者や家族の介護ストレス軽減に有効であるだけではありません。患者の家族が患者に触れるケアを行うことで，ケアに参加する1つのきっかけにもなります。

1 実践例

(1)がん患者の家族

　進行がん患者の家族は，患者の治療や病気の進行に伴う苦痛や苦悩に動揺し，その病状が悪化することに対する不安や緊張，そして家族自身の介護に伴う心身の疲労など，さまざまなストレスを抱えていることが明らかにされています[64]。治療中に家族が最も心の負担を感じるのは，病気の告知のときといわれています[65]。そして治療がはじまり，再発や終末期へと経過をたどる中で，身体的・精神的・社会的苦痛が増した家族に，不安，抑うつ，不眠，倦怠感が高頻度にみられます[66]。終末期になると，家族は長期にわたる介護に疲弊し，大切な人を失う予期悲嘆や，苦痛を訴える患者に

「何もできない無力感」にさいなまれます。そうした家族は「何か役に立ちたい」「少しでもそばにいたい」という気持ちをもっています。家族がケアに参加することで，「できるだけのことを自分はやった」という満足感につながり，死別後の悲嘆のプロセスにいい影響を及ぼすとされています[67]。終末期がん患者へのケアに家族がアロママッサージを実施したところ，家族が患者を看護することへの自信や，患者と家族との間に信頼や愛情の深まりをもたらす結果が得られています[68]。

　筆者は，17年間緩和ケア病棟で触れるケアを提供してきました。病棟では，たくさんの患者の家族と接してきました。患者に触れるケアをしているところを，心配そうに家族は見ています。実施中に「お父さん，気持ちよさそうにしているよね」と喜んだり，終わった後に「こんなに穏やかな主人の顔は，入院してからはじめて見たかもしれません」と涙ぐむ様子がみられます。意識がない患者の傍らに1人でポツンと座っている家族もいます。そんな家族に「一緒にやってみませんか？」と声をかけると，「私が触ってもいいんですか？」と最初は恐る恐る患者に触れはじめます。そして「どう？　気持ちいい？」と患者にずっと話しかけながら，足をさすっています。「病院にいても何もできないと思っていたけど，これならできそう」と，自分にも役割ができたことで笑顔になる家族もいます。メディカル・タッチ®は「ケア・フォー・ケアギバー」の考え方も尊重しています。病室のソファーで，患者と同様のケアを付き添いの家族にも提供しています。タッチングの間は，ほんのわずかでも家族にとって，心身の疲れをとり，エネルギーを充電する場になっています。そして気持ちの切り替えのためにも有意義な時間になっていると，筆者は感じています。

【事例紹介】

　30代女性が，祖母が末期がんになり，「何かできることがないかとネットで探しました」と筆者のスクールにタッチングの技術を習いに来ました。元気だったときとすっかり様子が変わり果てた祖母に，なんとか昔の元気な姿に戻って欲しいと願っていました。緩和ケア病棟に見舞いに行くたびに，習ったタッチングを祖母にしたところ，「気持ちええわ」と眠りに落ち，その様子に「もしかしたら，よくなるかも」とホッとしたそうです。祖母も「次はいつ来てくれるん？　気持ちいいの，またしてくれるかな」と孫が来るのを楽しみにしていたそうです。それから数か月して祖母は亡くなりました。「祖母が亡くなるまで，ずっとタッチングができて，介護をやりきったと感じました。そのせいかな？　祖母が死んで，もうここにはいないのは寂しいけど，あまり悔いが残らなかった」と話しました。触れるケアを通した末期の祖母との関わりが，家族の悲嘆の軽減につながったのではないかと考えます。

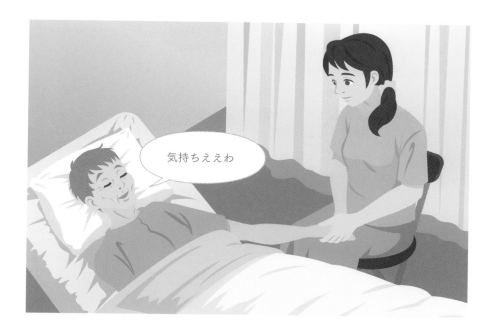

（2）病気をもつ子どもの家族

　子どもが病気で入院すると，その家族にとって，患児の世話を最も優先する状況になります。特に，母親は患児に付き添い，世話をする以外にも，他の家族の世話を行っている場合も少なくありません。慣れない付き添いで食事や睡眠が十分にとれず，生活が不規則になります。患児の世話をする母親は，病気への不安や疲労，患児以外の家族への心配事など，身体的にも精神的にも経済的にもストレスが高いことが明らかになっています[69]。これは，母親だけでなく，家族全体のQOLの低下を招きかねません。そこで，こうした患児とその家族をサポートする施設として，各地でファミリーハウスが提供されています。ファミリーハウスは，病院から近く，安価で宿泊でき，自炊や洗濯ができて「第2の我が家」として家族が生活を営むことができます。筆者は，ドナルド・マクドナルド・ハウス，チャイルド・ケモ・ハウス，そしてファミリーハウスではありませんが，京都大学医学部付属病院小児科病棟の「にこにこトマト」のボランティアとして，患児の家族にメディカル・タッチ®を提供しています。

　患児の家族は，毎日ほとんどの時間を病院の付き添いで費やしています。そのため，家族が受けやすい昼食後や病院の付き添いが終わり，ハウスに戻る夜間に訪問して提供しています。家族は，ハウスに戻ってからも洗濯や自分の食事，家に残された家族との連絡など忙しい時間を過ごしています。忙しい中でも，リラックスする時間をとっていただけるように，ケアの時間は最大で10分間と定めています。

【事例紹介】
　20代女性，入院している子どもの付き添いのため，ファミリーハウスを利用してい

ます。夕食後に「５分ぐらいだったら時間がとれるから，受けてみようかしら」とメディカル・タッチ®を受けました。机に差し出された手は，ギュッとかたく握ったままで，前腕全体がかたく張った感じがありました。「とても張っていらっしゃいますね」と伝えると「えっ，わかります？　昨日，うちの子の手術だったんです。手術は１日がかりで，終わった後もベッドのそばで大丈夫，大丈夫よって子どもをずっとさすったり，手を握ったりしていました。そのせいかな」と言いました。ハンドタッチを行った後に，「身体の力が抜けていく感じです。地方から出てきてここに泊っていて，知り合いもいないし。昨日は緊張で眠れなかったけど，今日はよく眠れそう」と笑顔で言いました。

（見谷貴代）

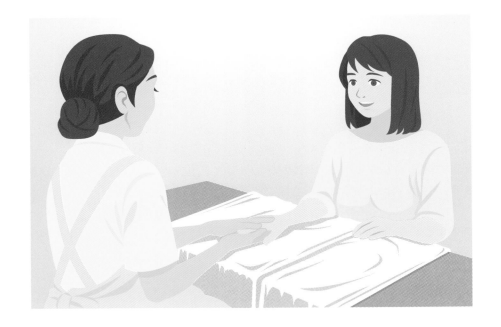

看護業務で行う方法

　看護師が触れるケアを実践する場合は，大きく2つの方法があります。1つは，看護活動が行われる病院や地域医療の場で，看護師の立場で実践する方法です。もう1つは，自宅サロンやボランティアなど，看護業務以外で実践する方法です。これについては，後述します。触れるケアを看護活動として行う場合は，看護業務の1つになります。例えば，看護師が自分の勤務先の病院や訪問看護など，業務中に患者や療養者に触れるケアを行う場合がこれに当たります。保健師助産師看護師法第5条に定める看護業務には，「療養上の世話」と「診療の補助」の2つがあります。触れるケアは，前者の「療養上の世話」における，患者の安楽を確保するための技術として，また，非言語的コミュニケーションを目的として行われます。

　ホスピス・緩和ケア病棟に勤務する看護師のうち9割が補完代替医療（CAM：complementary and alternative medicine）を看護ケアとして実施したことがあり，その中でもマッサージが93.8％と最多で，足浴（87.3%），意図的タッチ（58.4%）が続きます。同報告では，CAMは96.5％が身体的症状に，98.5％が精神的苦痛に効果があると回答しています。その反面で，実施上の問題点として技術が未熟であることや，時間の不足があげられています[70]。また，看護師は患者の症状緩和や安楽を目的として，日々の「手を用いたケア」の重要性を認識しながらも時間の不足やエビデンスの曖昧さを実践上の課題としてあげています[71]。マラヤ・スナイダー（Snyder M）はその著書の中で，「タッチングやマッサージは看護独自の介入である」とその必要性を述べています。ただし，特定の介入を行うためには「専門的知識と熟練した技術をもつ必要がある」と述べています[72]。筆者もそれを実感しています。今後は，触れるケアの効果だけでなく，安全性の確立も必要と思われます。さらに，触れるケアを技術として確立するために，エビデンスの構築と教育を受ける機会の提供が不可欠と思われます。

1 実践例

（1）がん化学療法外来，がん看護外来，セルフヘルプグループでの実施

　在院日数の短縮やがん薬物療法の発展，そして2002年度の診療報酬改定で「外来化学療法加算」が新設され，外来化学療法は増加の一途をたどっています。がん患者

は，治療に関することを自分である程度コントロールできるようになり，これまでの生活を営みながら，外来治療を継続できるようになっています。その一方で抗がん剤の副作用による苦痛，治療や病気の進行への不安，経済面や仕事への負担を抱えながら日々，暮らしています[73]。そのため，不安や抑うつなどの精神的問題を抱えている患者の割合が高くなっています[74]。看護師にとって，患者が化学療法で来院するときが患者と関わる数少ない機会です。外来看護の時間が患者の治療生活を支え，かつQOLを維持するためにこれからますます，重要になっていくでしょう。そして外来という限られた時間の中で患者の状態をアセスメントし，セルフケアを高める関わりが看護師に求められています[75]。

　がん患者とその家族は，外来看護師に「心の支え」としての情緒的な支援を求めており，患者の心理面に着目した情緒的サポートで信頼関係を築くことの必要性がいわれています[76]。限られた時間の中で，患者との関係性を築くときに，役に立つのが触れるケアです。「何か困っていることはありませんか？」と尋ねながら，意図的に触れてリラックスを促すことで，患者が自分のことを話しやすい環境をつくることができます。

　メディカル・タッチ®では，両腕5分間でリラックス効果や不安，緊張の軽減効果が得られています[77]。面談でタッチングを行えば，長い待ち時間に伴う苦痛を和らげます。仮に手技を行う時間が十分にないときでも，話を聞きながら患者の肩に手を置く，背中をさることで不安を軽減することができます。

　治療や病気への気がかりを，約3割の患者が他者に話すことがありません。話していたとしても友人や家族で，医療者に話す機会は少なくなっています。また，気持ちを表出していない患者は，表出している患者よりも抑うつが高い傾向にあります[74]。

　患者が医療者と話す場は，患者にとっては，治療に必要な情報を得て，想いを伝える場でもあります。そして医療者にとっては患者のニードを知り，治療への意欲を高める機会になります。がん化学療法外来に限らず，がん看護外来やセルフヘルプグループなど，患者が思いを表出する場が少しでもあることが，安心して治療を継続できるサポートの1つになります。

【事例紹介】
　筆者は，がん拠点病院の中にあるがん患者会で，参加者に触れるケアを提供しています。会に参加している患者同士でペアになりタッチングをしています。病院スタッフから「触れるケアの日はいつもより参加者の会話が弾んでにぎやかです」と聞いています。参加者からは「はじめて参加したけど，気軽に話せてよかった。次からも参加しやすくなった」「触れてもらいながらだと，話しやすくて。話を聴いてもらえてよかった」等の声が届いています。ある患者からは「がんを告知されたときは，あまりのショックでまっすぐ家に帰れなくて，車の中で1人で泣いたんです。病院の中にいつでも受け入れてくれる場所があったらいいのにとそのときに思いました」と，ま

た別の患者からは「治療室への暗い階段を下りるときは，まるで死刑を宣告されたように気が滅入ります。ここに来たら，気持ちいいタッチで生きているんだと実感します」という声が聞かれました。がん患者は，がんが告知されてから，手術や抗がん剤治療とそれに伴う副作用，再発の不安など今までに経験したことのないほどの多くのストレスを抱えます。外来での看護師による触れるケアは，患者との信頼関係を築き，精神的苦痛を和らげ，患者が治療を乗り切る支えになると考えています。

2 実践上の注意点

　がん化学療法中の患者に触れるケアを実践する際は，抗がん剤の曝露に気をつけて行います。化学療法中や終了直後の実施は，曝露のリスクが高まりますので，化学療法を行う前のタイミングで実施してください。また，抗がん剤の副作用で皮膚障害が出現している場合は，物理的な刺激を避ける，清潔を心がける必要があります。皮膚状態を観察してアセスメントを行い，実施可能かの判断をしたうえで行ってください。

（見谷貴代）

8 看護業務以外で行う方法

　看護師が触れるケアを行うもう１つの方法は，看護業務以外での実践です。この場合，業務外の活動ですので，看護師の資格があったとしても，立場上は，看護師ではありません。例えば自宅サロンを開いて，そこに訪れた客に提供する場合や，休日に医療機関や介護施設などでボランティアとして提供する場合です。これらは有償，無償にかかわらず看護業務以外の活動となります。

　タッチングは，ストレスケアを目的とした技術です。現代社会では，ストレスを抱えながら生活をしている人が半数を占め，メンタルヘルスの不調者が増加しています[78]。「ストレスは万病の元」といわれていますが，ストレスフルな生活を送っていると，「うつ病」などの精神的な疾患だけでなく，高血圧や糖尿病などの生活習慣病のリスクが高まると報告されています[79]。ストレスを予防することは，結果的にはメンタルヘルスにとどまらず，身体の健康を維持するためにも大切なことといえるでしょう。

　ストレスケア社会の現代，看護師には地域社会と医療の架け橋としての新たな役割が求められています。それは，医療現場以外でのケアの担い手としての役割です。そうした現場で，触れるケアはストレスケアとして活用できます。

1 実践例

（1）ホテルサービスとして

　看護師の多様な働き方の１つの例を紹介させていただきます。2020年２月に大阪市内にがん患者とその家族をサポートするラクスケアホテルがオープンしました。大阪国際がんセンターの連携宿泊施設にもなっています。このホテルでは，看護師資格をもつホテルスタッフが常駐しており，宿泊中の患者の安心・安全をトータルでサポートしています。また，ホテルサービスとして，メディカル・タッチ®認定看護師が宿泊者のストレスケアや眠りのサポートとして，メディカル・タッチ®を提供しています。

　今後，地域で療養する人や，病院に行くまでもない心身の不調を抱える人に対し，日々の暮らしの質を高めるサポートができる人材が，より一層，必要とされることでしょう。ストレスを和らげ人々の健康の維持・増進に寄与する看護師の存在感がこれ

からますます大きくなるのではないでしょうか。

2 実践上の注意点

　触れるケアを提供する立場によって，「できること」と「できないこと」があります。看護業務として提供する場合は，看護師の職務としてできることでも，看護業務以外で提供する場合は，看護師の立場ではないため，「できないこと」があります。触れるケアをどの立場で提供するかが明確でないと，提供できることや責任，役割も明確になりません。また，保険への加入や同意書，その他にも運営上，必要な契約などの手続きも異なります。筆者らは，メディカル・タッチ®認定看護師が触れるケアの活動をする際のサポートをしています。具体的な看護業務および業務外での実践方法については，認定講座で紹介しています。　　　　　　　　　　（見谷貴代）

触れるケアの今後

　今，医療や看護の環境は，大きく変化の波を迎えています。その1つの波としてあげられるのがIT化です。看護の現場がIT化されることで，これから看護技術も数値で評価されていくことでしょう。ナイチンゲールが言う，看護師が寄せるべき3重の関心には，「病人への心のこもった関心，その症例に対する理性的な関心，病人の世話や治療についての技術的な関心」[80]があります。触れるケアもこの3つの関心からは逃れられません。ナイチンゲールの言う理性的関心，技術的関心はIT化されていくと思います。ですが，病人への心のこもった関心は最後まで残ると思います。なぜなら触れることは，看護の本質だからです。

　どんな疾患をもつ患者でも，患者である限り，治療に伴う身体的・心理的苦痛を抱えています。患者が有するストレスの中で，どの疾患にも共通で見受けられるのは不安や抑うつです。触れるケアは，不安や抑うつに対して有効なケアであり，心地よさを意識して触れることで，患者の不安や抑うつを和らげる助けとなります。ただ，忘れてはならないのは，触れることは「技術」だということです。技術であるからには質が問われます。触れ方の質が高まれば，おのずとケアの質が高まり，患者のQOLが高まります。今後，触れることも定量化の流れからは逃れられないと思います。数値によって看護が評価される時代がすぐそばまで来ています。今までは，心をこめて患者に触れることがとても大切にされてきました。これからは，心をこめたうえで，いかに患者にいい技術を提供できるかが，数値で問われる時代になっていくでしょう。

　筆者は，緩和ケアでの触れるケアの実践や指導者としての実践を通じて，さまざまな現場を経験してきました。どの現場でも看護師は，患者に対して愛情深く心を寄せ，理性的に患者を観察し，そして治療やケアについての技術的な関心を寄せています。これからも，看護の現場で触れることが消えてなくなることはありません。だからこそ，私たち看護師は，触れるケアを高める努力を，続けていかなければならないと思っています。

（見谷貴代）

文献

1）厚生労働省：平成30年（2018）人口動態統計月報年計（概数）の概況　第7表　死亡数・死亡率（人口10万対），性・年齢（5歳階級）・死因順位別
　https://www.mhlw.go.jp/toukei/saikin/hw/jinkou/geppo/nengai18/dl/h7.pdf（最終アクセス2020年5月11日）
2）Temel JS, Greer JA, Muzikansky A, et al.：Early palliative care for patients with metastatic non-

small-cell lung cancer. New England Journal of Medicine, 363（8）：733-742, 2010.

3）小島悦子：がん疼痛マネジメントに関する知識と困難についての看護師の認識．天使大学紀要, 9：43-55, 2009.

4）新幡智子, 小松浩子：がん性疼痛緩和ケアを目的とした看護師によるマッサージの活用と関連要因の検討．Palliative Care Research, 5（1）：101-113, 2010.

5）新貝夫弥子, 渋谷優子：がん性疼痛に対する患者の疼痛評価と対処行動．日本がん看護学会誌, 13（2）：38-47,1999.

6）恒藤暁, 田村恵子編：系統看護学講座別巻 緩和ケア 第3版, p167, 医学書院, 2020.

7）前田節子, 山本敬子：器質的障害を除くがん患者の呼吸困難感の要因に関する文献レビュー．日本赤十字豊田看護大学紀要, 8（1）：143-149, 2013.

8）角甲純, 酒井智子：終末期がん患者の呼吸困難に対して緩和ケア病棟の看護師が行っている非薬物療法の認識調査．Palliative Care Research, 9（2）：101-107, 2014.

9）前田節子, 山本敬子：フットリフレクソロジーによる自律神経活動および主観的評価からみたがん患者の呼吸困難感の変化．日本がん看護学会誌, 32（1）：57-66, 2018.

10）Linda FB, Kurt K, Dale ET, et al：The association of depression and anxiety with health-related quality of life in cancer patients with depression and/or pain. Psychooncology, 19（7）：734-741, 2010.

11）明智龍男, 内富庸介：がん患者の抑うつ症状緩和—最近の話題．医学のあゆみ, 219（13）：1017-1021, 2006.

12）見谷貴代, 小宮菜摘, 築田誠・他：短時間のハンドマッサージによる生理的・心理的効果の検証—実施時間の差異によるランダム化比較試験．日本看護技術学会誌, 17：125-130, 2018.

13）内閣府：令和元年版高齢者白書 平成30年度 高齢化の状況及び高齢社会対策の実施状況 第1章 第1節1．高齢化の現状と将来像
https://www8.cao.go.jp/kourei/whitepaper/w-2019/html/zenbun/s1_1_1.html（最終アクセス2020年5月11日）

14）葛谷雅文, 益田雄一郎, 平川仁尚・他：在宅要介護高齢者の「うつ」発症頻度ならびにその関連因子．日本老年医学会雑誌, 43（4）：512-517, 2006.

15）亀井智子編：新体系看護学全書 老年看護学 老年看護学概論・老年保健 第4版, pp22-23, メヂカルフレンド社, 2016.

16）竹田恵子：看護学からみた高齢者への健康生活の支援—人生の最終章を生きる高齢者への看護．川崎医療福祉学会誌, 20：45-55, 2010.

17）山崎久美子, 林千晶：高齢者のクオリティ・オブ・ライフに及ぼすライフレビュー法の効果研究．日本保健医療行動科学会年報, 25：185-195, 2010.

18）塚原貴子, 山下亜矢子：通所サービスを利用している高齢者のうつ状態と身体症状, 精神症状および生活状況の関連．日本精神保健看護学会誌, 27（1）：32-40, 2018.

19）「閉じこもり予防・支援マニュアル」分担研究班：閉じこもり予防・支援マニュアル（改訂版）, 2009.
https://www.mhlw.go.jp/topics/2009/05/dl/tp0501-1g.pdf（最終アクセス2020年10月10日）

20）張賢徳, 中原理佳：老年内科医に必要な精神神経疾患の知識 3．高齢者の自殺．日本老年医学会雑誌, 49（5）：547-554, 2012.

21）高岡哲子, 木立るり子：わが国の看護学領域における高齢者のうつに関する研究の動向と課題—2003〜2012年の検索結果を中心に．老年看護学, 20（2）：68-75, 2016.

22）本田亜起子, 斉藤恵美子, 金川克子・他：一人暮らし高齢者の特性—年齢および一人暮らしの理由による比較から．日本地域看護学会誌, 5（2）：85-89, 2003.

23）厚生労働省：平成29年版高齢者白書 平成28年度 高齢化の状況及び高齢社会対策の実施状況 第1章第2節3．高齢者の健康・福祉
https://www8.cao.go.jp/kourei/whitepaper/w-2017/zenbun/pdf/1s2s_03.pdf（最終アクセス2020年5月11日）

24）国立研究開発法人 日本医療研究開発機構（AMED）「BPSDの解決につなげる各種評価法と, BPSDの包括的予防・治療指針の開発〜笑顔で穏やかな生活を支えるポジティブケア」研究班：BPSDの定義, その症状と発症要因．認知症ケア研究誌, 2：1-16, 2018.

25）片丸美恵, 宮島直子, 村上新治：精神科看護における認知症高齢者のBPSDへの対応と課題—「問題行動」をキーワードとしたケーススタディの文献検討から．看護総合科学研究会誌, 11（1）：3-13, 2008.

26）Niels VH, Torben J, Lisbeth Ø：Massage and touch for dementia. Cochrane Databese of Systematic Reviews, 4：1-18, 2006.

27）内閣府：令和元年高齢社会白書　第1章　第3節4．高齢期の生活に関する意識
https://www8.cao.go.jp/kourei/whitepaper/w-2019/html/zenbun/s1_3_1_4.html（最終アクセス2020年5月11日）

28）山田雅子：第1章　在宅看護の目的と特徴. 系統看護学講座 統合分野　在宅看護論　第5版, pp17-20, 医学書院, 2017.

29）森本美智子, 中嶋和夫, 高井研一：慢性閉塞性肺疾患患者の機能障害ならびにストレス認知と精神的健康との関係. 日本看護研究学会雑誌, 25（4）：17-31, 2002.

30）牛久保美津子：神経難病とともに生きる長期療養者の病体験：苦悩に対する緩和的ケア. 日本看護科学会誌, 25（4）：70-79, 2005.

31）土居洋子：慢性呼吸器疾患の進行と在宅酸素療法が及ぼす心理社会的影響. 大阪府立大学看護学部紀要, 13（1）：99-105, 2007.

32）安東由佳子, 阿部朱美, 奥田鈴美・他：パーキンソン病患者のQOL関連要因―抑うつおよびSense of coherence との関連. 日本健康学会誌, 85（3）：97-107, 2019.

33）紀平為子, 岡本和士, 吉田宗平・他：神経難病患者・介護者における補完代替医療利用の実態調査. 日本補完代替医療学会誌, 8（1）：11-16, 2011.

34）藤原桜, 簑田昇一：慢性閉塞性肺疾患患者に対する背部マッサージによる生理学的呼吸指標の改善. 神戸市看護大学紀要, 14：1-10, 2010.

35）五十嵐透子：看護におけるタッチング教育. 日本精神保健看護学会誌, 9（1）：1-13, 2000.

36）川西美佐：看護技術における「触れる」ことの意義―整形外科看護師の生活行動援助技術を身体性の観点から探求して. 日本赤十字広島看護大学紀要, 5：11-19, 2005.

37）菊池和子, 安保寛明：岩手県の在宅ターミナルケアにおける訪問看護師の行う苦痛緩和のコツ. 岩手県立大学看護学部紀要, 7：81-90, 2005.

38）明野伸次：日常的な看護行為に伴う手の接触が対象者にもたらす意義の検討. 北海道医療大学看護福祉学部学会誌, 12（1）：67-72, 2016.

39）塚原貴子, 山下亜矢子：うつ状態の要介護高齢者に対する訪問看護師の看護実践における困難感. 川崎医療福祉学会誌, 26（1）：105-112, 2016.

40）公益社団法人日本産婦人科医会：妊産婦メンタルヘルスケアマニュアル―産後ケアへの切れ目のない支援に向けて, 2017.
http://www.jaog.or.jp/wp/wp-content/uploads/2017/11/jaogmental_L.pdf（最終アクセス2020年5月11日）

41）厚生労働省：平成30年度 児童相談所での児童虐待相談対応件数
https://www.mhlw.go.jp/content/11901000/000533886.pdf（最終アクセス2020年5月11日）

42）新道幸恵, 和田サヨ子：母性の心理社会的側面と看護ケア, pp2-4, 医学書院, 1990.

43）佐藤幸子, 遠藤恵子, 佐藤志保：母親の虐待傾向に与える母親の特性不安, うつ傾向, 子どもへの愛着の影響―母子健康手帳交付時から3歳児健康診査時までの検討. 日本看護研究学会雑誌, 36（2）：13-21, 2013.

44）佐藤喜根子：妊産褥期にある女性の不安の程度とその要因. 日本助産学会誌, 20（2）：74-84, 2006.

45）津田茂子, 田中芳幸, 津田彰：妊娠後期における妊婦の心理的健康感と出産後のマタニティブルーズとの関連性. 行動医学研究, 10（2）：81-92, 2004.

46）奥村ゆかり, 渡邉聡美, 勝田真由美・他：妊娠期から育児期までの母親に対する育児支援プログラムによるストレスへの効果. 日本赤十字広島看護大学紀要, 15：51-58, 2015.

47）岡野禎治：マタニティー・ブルーズ・産褥うつ病. 産科と婦人科, 83：110-112, 2016.

48）大島珠子：周産期のメンタルヘルスに関する研究の動向. 兵庫県立大学看護学部・地域ケア開発研究所紀要, 26：117-124, 2019.

49）井村真澄, 操華子, 牛島廣治：正常な初産後の母親に対するアロマ・マッサージ効果に関する臨床研究―マタニティーブルーズ, 不安, 気分, 対児感情, 唾液中コルチゾールについて. アロマテラピー学雑誌, 5（1）：17-27, 2005.

50）横尾京子, 中込さと子, 荒木奈緒編：母性看護学（1）　母性看護実践の基本　第4版, pp122-123, メディカ出版, 2016.

51）日本心臓病学会編：循環器内科医のための災害時医療ハンドブック, p96, 日本医事新法社, 2012.

52）山崎千裕, 尾川瑞季, 川端友絵・他：入院中の子どものストレスとその緩和のための援助についての研究第3報. 小児保健研究, 65（2）：238-245, 2006.

53）山口創：乳児期における母子の身体接触が将来の攻撃性に及ぼす影響. 健康心理学研究, 16（2）：60-67, 2003.

54）山口創, 山本晴義, 春木豊：両親から受けた身体接触と心理的不適応との関連. 健康心理学研究, 13（2）：19-28, 2000.

55）相越麻里：身体接触の臨床心理学的効果と青年期の愛着スタイルとの関連. 岩手大学大学院人文社会科学研究科紀要, （18）：1-18, 2009.

56）Field TM, Schanberg SM, Scafidi F, et al：Tactile/kinesthetic stimulation effects on preterm neonates. Pediatrics, 77（5）：654-658, 1986.

57）三谷明美, 田中マキ子, 長坂祐二：ベビーマッサージが父親・母親の心理的側面・発達的側面に及ぼす影響に関する文献レビューの一考察. 山口県立大学学術情報, （8）：135-143, 2015.

58）香取洋子, 立岡弓子：ベビーマッサージの生理・心理学的評価―唾液中コルチゾール濃度・気分プロフィール検査を用いた検討. 女性心身医学, 23（2）：138-145, 2018.

59）早川佳奈美, 上田伊佐子, 森田敏子：先天性心疾患を持つ児の母親の苦悩からの立ち直りと愛着形成. 徳島文理大学研究紀要, 96：9-22, 2018.

60）Tiffany Field編著・日本タッチケア研究会監訳：乳幼児の発達におけるタッチとマッサージ, 医科学出版社, p112, 2005.

61）大西秀樹：がん患者家族へのアプローチ. 精神神経学雑誌, 111（1）：79-84, 2009.

62）厚生労働省：平成28年国民生活基礎調査　Ⅳ　介護の状況
https://www.mhlw.go.jp/toukei/saikin/hw/k-tyosa/k-tyosa16/dl/05.pdf（最終アクセス2020年5月11日）

63）佐伯あゆみ, 大坪靖直：認知症高齢者を在宅で介護する家族の家族機能と主介護者の介護負担感に関する研究. 家族看護学研究, 13（3）：132-142, 2008.

64）堀夏樹, 小澤桂子編：一般病棟でできる緩和ケアQ&A改訂版, pp188-189, 総合医学社, 2010.

65）松下年子, 野口海, 小林未果・他：がん患者の家族の心の負担と心のケア・サポート―インターネット調査の結果より. 総合病院精神医学, 22（4）：373-382, 2010.

66）宮城加耶, 藤澤大介：がん患者・家族のストレス. ストレス科学研究, 32：4-9, 2017.

67）林ゑり子編：緩和ケア　はじめの一歩, pp168-169, 照林社, 2018.

68）南裕美, 葉山有香, 大石ふみ子：終末期がん患者へのケアに家族が参加する機会を提供する看護援助の効果の検討―アロママッサージを用いて. 千葉看護学会会誌, 20（1）：39-46, 2014.

69）松井彩奈, 西元康世：子どもの入院に付き添う親の負担の現状と家族支援の方向性. 千里金蘭大学紀要, 14：163-170, 2017.

70）新田紀枝, 川端京子：看護における補完代替医療の現状と問題点―ホスピス・緩和ケア病棟に勤務する看護師の補完代替医療の習得と実施に関する調査から. 日本補完代替医療学会誌, 4（1）：23-31, 2007.

71）川島みどり編：触れる・癒やす・あいだをつなぐ手―TE-ARTE学入門, 看護の科学社, pp293-306, 2011.

72）マラヤ・スナイダー著・野島良子監訳：看護診断と看護独自の介入―マラヤ・スナイダー看護論, pp65-76, へるす出版, 1996.

73）齊田菜穂子, 森山美知子：外来で化学療法を受けるがん患者が知覚している苦痛. 日本がん看護学会誌, 23（1）：53-60, 2009.

74）佐藤三穂, 鷲見尚己, 浅井香菜子：外来化学療法を受ける患者の精神的問題とその関連要因の検討. 日本がん看護学会誌, 24（1）：52-60, 2010.

75）一般社団法人日本がん看護学会：外来がん化学療法看護ガイドライン―①抗がん剤の血管外漏出およびデバイス合併症の予防・早期発見・対処　2014年版, p17, 金原出版, 2014.

76）田村眞由美, 末次典恵, 助廣亜希：がん患者へのソーシャルサポートに関する文献的考察―外来で治療を受ける患者支援に向けて. 南九州看護研究誌, 11（1）：37-45, 2013.

77）見谷貴代, 小宮菜摘, 築田誠・他：短時間のハンドマッサージによる生理的・心理的効果の検証―実施時間の差異によるランダム化比較試験. 日本看護技術学会誌, 17：125-130, 2018.

78）厚生労働省：平成30年「労働安全衛生調査（実態調査）」結果の概況
https://www.mhlw.go.jp/toukei/list/dl/h30-46-50_gaikyo.pdf（最終アクセス2020年5月29日）

79）服部朝美，吉原由美子，根本友紀・他：勤労肥満高血圧症患者における職場ストレスと心血管リスクの関連. 日本職業・災害医学会会誌, 61（1）：69-74, 2013.

80）見城道子：ナイチンゲールの著作における Threefold Interest（三重の関心）に関する文献的研究. 聖路加看護学会誌, 18（1）：3-13, 2014.

索 引

編著者・執筆者紹介

編著者

岡本佐智子（おかもと・さちこ）

1966年香川県生まれ。

徳島大学教育学部特別教科看護教員養成課程卒業，筑波大学大学院人間総合科学研究科ヒューマン・ケア科学専攻修了，博士（ヒューマン・ケア科学）。看護師，AEAJ認定アロマハンドセラピスト。

北里大学東病院，社会保険船橋中央病院の臨床を経て，大学教員として，埼玉県立衛生短期大学から，現職，東都大学幕張ヒューマンケア学部看護学科成人看護学教授。著書に『根拠がわかる看護マッサージ』『機能障害からみる看護過程2』（中央法規出版）他多数。

触れるケアを探究する仲間たちと，学習と癒やしを兼ねた研究会を続けている。

執筆者（五十音順）

前川知子（まえかわ・ともこ）

1966年広島県生まれ。

大阪医療技術学園専門学校鍼灸師学科卒業。はり師，きゅう師。

有限会社MAIDOにて米国海兵隊の退役プログラムの研究開発に関わり，肩甲骨位置測定器具等の研究，開発を行っている。2016年Hargrave Physical Therapy and Wellness Clinic 提携鍼灸師に就任。2017年にメディカル・タッチ®の普及のためにアイグレー合同会社を見谷貴代と共に設立。特許：肩甲骨位置測定器具および肩甲骨位置測定方法」特許第5967497号

がん患者，患者家族にハンドタッチを提供する社会貢献活動，触れるケアの技術を客観的に評価する機器の研究開発も行っている。

見谷貴代（みたに・たかよ）

1970年石川県生まれ。

神戸大学医学部保健学科看護学専攻卒業。看護師，AEAJ認定アロマセラピスト。

2003年から緩和ケア病棟などの臨床で，のべ3,000人の患者にタッチングを実践している。

2003年から2011年まで臨床アロマセラピーを教えるスクールで主任講師を務める。2011年にアイグレー・セラピスト・アカデミーを設立。2017年に前川とともにアイグレー合同会社を設立し，メディカル・タッチ®を指導するスクールを運営。2009年から大阪樟蔭女子大学非常勤講師，2017年から神戸薬科大学非常勤講師を務める。2020年9月，メディカル・タッチ®協会を設立し，安全なタッチング技術の普及を行っている。

関西でナーシング・タッチ研究会に所属して，看護における触れるケアの研究と実践を重ねている。

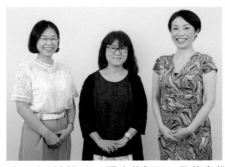

左から前川知子，岡本佐智子，見谷貴代

メディカル・タッチ®は登録商標です。ご使用の際には，下記
メディカル・タッチ®協会にお問い合わせください。
メディカル・タッチ®協会：support@medical-touch.org

看護にいかす　触れるケア
エビデンスに基づくハンドマッサージとメディカル・タッチ®

2021年1月5日　発行

編著者　岡本佐智子
著　者　前川知子・見谷貴代
発行者　荘村明彦
発行所　中央法規出版株式会社
〒110-0016　東京都台東区台東3-29-1　中央法規ビル
営　　業　　TEL 03-3834-5817　FAX 03-3837-8037
取次・書店担当　TEL 03-3834-5815　FAX 03-3837-8035
　　　　　　　https://www.chuohoki.co.jp/

本文・装幀デザイン　クリエイティブセンター広研
印刷・製本　広研印刷株式会社
ISBN978-4-8058-8226-9